《灵枢》诠用

一针疗法
YIZHENLIAOFA

高树中　著

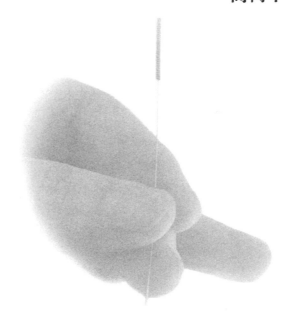

济南出版社

让喜欢针灸的人了解针灸

让学习针灸的人热爱针灸

让从事针灸的人享受针灸

让中国的针灸为全人类的健康服务

端本以正末

沂流以探源

五龙山人 张灿玾题

丙戌春于山左历下琴石书屋

国医大师张灿玾题词

贺高树中教授试作问世

悟道奥框
一针祛疾
上导机神
工独有之

李维衡
二〇〇六年三月

中国针灸学会李维衡会长题词

再 版 前 言

　　拙著《一针疗法——〈灵枢〉诠用》（第一版）自 2006 年 6 月出版以来，深受广大读者的喜爱，首印 6000 册半年多即销售一空。全国各地许多读者有的打来电话有的专门写信，或告知应用一针疗法获捷效的案例，或曰当地新华书店已脱销并询问如何可以再买到此书；还有一些读者当面告诉我应用一针疗法获效的情况，或询问其他病症的针灸方法；尤其值得一提的是中国中医科学院培训中心主任张雪亮教授看到此书后，当即主动提出并决定面向全国专门举办高氏一针疗法培训学习班，并说这将是中国中医科学院培训中心第一个以一本专著举办的培训班；最令笔者感动的是张士杰老师置热衷的世界杯比赛于不顾，在两周内仔细审读了两遍拙著，并亲笔写信给予肯定鼓励和指导（信函附书后）。在此一并表示真诚的感谢！

　　记得多年前张士杰教授将其专著《古法针刺举隅》相赠时曾说："我的这本小书虽薄，但却全是我自己的干货啊！"并提醒我以前写的书虽有百万言，但属于自己的"干货"不多。当时我在脸红的同时暗下决心，再写书就应该和张老一样写自己的"干货"。《内经》有言："非其真勿授。"拙著虽然水平不高，却是我临证 20 多年的真实记载，相信真实的东西是经得起历史和实践检验的，我想这可能也正是广大读者喜欢此书的重要原因吧。但针灸易学而难精，其中机妙，并非人人可得之。《灵枢·九针十二原第一》曰："粗之暗乎，妙哉！工独有之。"《素问·五脏别论篇》亦言："恶于针石者，不可与言至巧。"《灵枢·官能第七十三》则言："不得其人，其功不成……得其人乃言，非其人勿传。"书成有感，诚哉斯言。

　　此次再版，出版社非常重视，不仅对拙著重新进行了封面和版式的设计，而且在补充了一些内容后，保持原价不变。笔者也根据诸位前辈的指点和读者们的建议，对书中的 90 余处进行了修改和补充，但由于水平所限，不当之处仍在所难免。《灵枢》一书，一般认为非一时一人之作，笔者也希望这本小书，能在今后继续得到大家的指点。我的信箱是：gaoshuzhong@163.com。

高树中
写于 2007 年元宵之夜

目　录

引　言

一

近年来，我经常告诫自己并多次公开宣称：60 岁之前不再写书了。但是今天，一种无法抑制的冲动又使我重新坐在了电脑前，提前 16 年开始了本书的撰写。

我之所以如此告诫自己，主要原因有二：一是我对自己以前出版的 10 本中医书籍并不满意；二是为了写这 10 本书，我的身体严重透支。

我自幼体弱多病，备受病痛折磨。记得上小学一年级的时候，我得了严重的眩晕病，一犯起病来就卧床不起，睁开眼天旋地转，闭上眼惊悸不已，张开嘴口涎流成线，短则一周，长则半月，每年必犯数次，没有办法，只得休学一年。父母为了我的病四处求医，最后我的病被诊断为"梅尼埃病"，用了许多中西药物，耗费了不少钱财，还是没有治好。那时候我的感觉就是人生的痛苦莫过于疾病，疾病的折磨莫过于眩晕。吃药治不好，又断断续续地用了多年的民间偏方，吃了不少麻雀脑子、猪脑子、桑葚花煮鸡蛋、鸡冠花煮鸡蛋、天麻煮乌鸡等等，还真是偏方治大病，到初二的时候，我的病就再也没有发作过。因此，我立志学习中医，1980 年高考时，我毫不犹豫地填报了山东中医学院。在学习《金匮要略》时，我才知道我的病中医称之为痰饮眩晕，医圣张仲景对此记载得是如此详细。本来用几服至一二十服苓桂术甘汤就可以治愈的病，竟然折磨了我整整八年！（以后我用此方加减给不少患者解除了眩晕病痛；毕业从事针灸后，我又知道了此病只需多灸几次百会穴就可以解决问题。此是后话。）

我生长在缺医少药的农村，从大学二年级起，我就试着给人开方和针灸治病，因为我太了解病人渴望尽快解除病痛的心情了。牛刀小试，我竟然也治好了一些病，在病人的感激和赞美声中，我对中医的喜爱也越来越深，达到了近乎痴迷的程度。药王孙思邈有句名言："世有愚者，读方三年，便谓天下无病可治；及治病三年，乃知天下无方可用。"意思是说，有这样一种愚蠢的人，学了几年医，便觉得自己学得很好了，以为普天下的医生数自己最高明，没有不能治的病；等到治了几年病，才明白医道之深奥艰难，才知道对许多病症还是没有好方子，一筹莫展。这句话说得太好了，现在回想起来，我就是这种典型的"愚者"。只不过我似乎更愚一些：等到学医的第九年，我才对后半句话有了更真切的体会。

那一年，也就是 1989 年，有三个"66"让我记忆犹新：我的儿子农历六月初六出生了，出生后第 66 天开始腹泻，我想给他针灸，我的老母亲害怕把他扎坏了坚决不同意，只好先用西药，继用推拿，再用中药治疗，连续治了 66 天腹泻仍不止，当时真是感受到了"无方可用"的尴尬和窘迫。最后，我从古医书中看到了一个方法，用五倍子研末温醋调成膏状，贴肚脐神阙穴可以治疗小儿久泻不止，如法试用竟然一次而愈！（凡是小儿久泻不止，查看肛门不红者，此法屡用屡效。）儿子的病好了以后，老母亲告诉我，她近来自觉全身发热。我给她量了量体温，奇怪，体温不高反低，只有 35.5℃。当时我正在攻读针灸专业硕士研究生，课程安排得很紧，因急着去上课，我随口说了一句："你先用艾条灸灸肚脐吧！"一周后，发热的症状消失了，再一量体温——36.5℃，正常了！没想到一个针灸大夫们熟视无睹的肚脐神阙穴，在我的两位亲人一老一少身上会有如此的奇效！是偶然，还是必然？凡事喜欢问个为什么、好钻牛角尖的我，开始陷入了沉思之中。

我把这两个病例向导师——山东中医学院附属医院王秀英教授作了汇报，并问读硕士三年期间可否重点研究一下神阙穴。因为我知道导师是针灸界研究子午流注的名家，我是老师的开门弟子，按说也应该研究子午流注。导师说："说起神阙穴，我倒是想起了我治的一个病例。前几年一位在内科住院的重症溃疡性结肠炎病人请我会诊，我用重灸神阙的方法治疗数月，病人的症状逐渐消失出院了。不过神阙是一个禁针的穴位，搞这方面的研究怕是没有太多的参考资料啊。这样吧，你不妨先查查有关的文献再说。"

那时我的家就在校园内一间平房，离图书馆只有数十米的距离，从此以后，我便一头扎进了图书馆。当时还没有像今天这样的检索条件，更没有诸如"脐疗"等检索词，我只好用笨办法，从山东中医学院图书馆二楼期刊室内所藏的中医期刊合订本中一本本地翻阅查找，结果使我大吃一惊：截止到 1991 年底，有关神阙穴治病的报道多达 400 余篇，多是介绍在肚脐外贴药物治疗某一种或某几种病症的临床报道。但当我把这些报道综合在一起看的时候，又是出乎意料：内容涉及内、外、妇、儿、五官、皮肤等各科 100 多种病症！带着好奇和思索，我又有重点地查阅了学校图书馆内的历代中医书籍（包括古旧书库内的一些书。写到这里，我要特别感谢已经退休的陈其迈和潘瑞贞二位老师，他们经常主动帮我找书并给了我很大的方便）。最后的结论是：根据历代文献记载，神阙穴可以治疗从头到脚、从内到外 200 多种病症。

我及时把查阅文献的情况向导师和其他几位教授进行了汇报，并表示对神阙穴为什么会治疗如此多的病症迷惑不解。几位老师一致建议并一再鼓励我：你把这些资料好好地整理整理，再从理论上深入地研究研究，不就是一本很好的书吗？1992 年 4 月，我的第一部专著《中医脐疗大全》被济南出版社作为重点图书出版发行，全书 38 万字，记载了 155 种病症的脐疗方法。

古代名医扁鹊有句名言："人之所病，病疾多；医之所病，病道少。"意思是说：老百姓所担忧的是自己患的病太多了，而医生所担忧的则是治疗疾病的方法太少了。历代的名医之所以成为名医，有一个重要的原因就是因为这些名医掌握了其他医生所不会的治疗方法，治好了其他医生治不好的病。而同西医学相比，治疗方法众多正是中医学的独特优势。读研究生的三年，我的许多时间是在图书馆里度过的，现在回想起来，也正是这三年和以后的刻苦努力，让我打下了中医和针灸基础，使我有了以上的认识。可惜由于种种原因，许多中医的治疗方法还没有被系统地挖掘和整理。于是，我一发而不可止，有志于此，沉耽于此，虽一朝一夕也未敢懈怠，于 1994 年至 1998 年分别又在北京、台湾、济南等地出版了《中医鼻疗法全书》和《中国传统医学独特疗法丛书》（包括单独应用涌泉穴的《中医足心疗法大全》和应用劳宫穴的《中医手心疗法大全》等 8 部）。以上包括神阙、涌泉和劳宫三个单穴在内的 10 本书籍全部获得了山东省教委科学技术进步理论成果奖（有关神阙、涌泉和劳宫三个单穴的临床应用的脐疗、手心疗法和足心疗法三本书，我已同时让我的研究生帮助修订，济南出版社 2007 年将再版发行，本书不再详述）。

孔子曰："三十而立，四十而不惑，五十而知天命。"1992 年出版《中医脐疗大全》时正是我的而立之年，但为编著此书再加上以后几年来的青灯黄卷和废寝忘食，我自幼虚弱多病的身体被严重透支，我重新遭受了数年新的病痛的折磨。写作就是学习的过程，当时我完全沉浸在写有所得的快乐中，从晚上写到黎明也毫无睡意，从白天写到傍晚也不觉得饿，经常想不起自己是不是已经吃过中午饭，吃的什么饭。有几次抬头看表是 5 点多钟，看看窗外天色朦胧，竟然不知道是早上 5 点天色将明还是下午 5 点天色正暗！记不清从哪一天起，我的胃部开始疼痛，写得时间长了就会头晕眼花、恶心呕吐，睡觉醒来时双手发麻甚至一时不能活动，体重下降到了不足 53 公斤，通过胃镜、拍片等检查，发现幽门处有两个大枣大的隆起，颈椎也有问题。

我知道自己得了严重的胃病和颈椎病，身为医生的我更明白胃痛没有了规律性且针药难以缓解，以及幽门处的隆起通常都意味着什么，也知道病因就是饮食不节和起居不时，病因不除，只靠针药难以根治。在病理检查排除了肿瘤后，我在心有余而力不足的感受中，继续坚持用了两年的时间编写完成了《中医鼻疗法全书》和《中医足心疗法大全》两部书稿，同时注意饮食起居，结合针灸、服药，每天坚持早睡，早上起来爬千佛山锻炼身体。当时，我经常试图悄悄地跟在我十分崇敬的张珍玉教授身后，可每次正值壮年的我却总会被年过七旬的张老越落越远。

由于身体和时间的原因，以后的书我已无力自已完成，便约了十几位志同道合的博士、硕士，一同进行《中国传统医学独特疗法丛书》的编写，我担任主编。就在丛书编写期间，我惊闻被我邀请担任丛书编委会主任、年长我数岁的《中医外治杂志》主编朱连学先生因操劳过度英年早逝！

虚心的人是善于吸取自己和别人经验教训的人，此时年近不惑的我才开始逐渐明白人生就像长跑，聪明的人应该均匀地分配自己的体力，而不是竭尽全力在没到达终点之前就累倒在路上。一个医生，如果自己的身体就不好，还有什么说服力？还怎样更好地为更多人解除痛苦？《素问·上古天真论篇》是《内经》的第一篇，讲的主要内容就是养生的意义和方法："上古之人，其知道者，法于阴阳，和于术数，食饮有节，起居有常，不妄作劳，故能形与神俱，而尽终其天年，度百岁乃去。今时之人不然也……逆于生乐，起居无节，故半百而衰也。"此外，在《素问·太阴阳明论篇》还有这样一句话："食饮不节起居不时者，阴受之……阴受之则入五脏。"由此可见，食饮不节起居不时伤人最甚。我今天之所以用了这么多的篇幅论述其对健康的危害，是因为我有切身的教训，是因为我在二十多年的临床中所见的许多疾病都与此有关但病人甚至医生对此却熟视无睹，是因为有不少人仍在废寝忘食地透支着自己的身体却浑然不知，是因为一些学术精英因此而英年早逝的消息还时有所闻！《素问·四气调神大论篇》是《内经》的第二篇，最后的结尾是这样几句话："是故圣人不治已病治未病，不治已乱治未乱，此之谓也。夫病已成而后药之，乱已成而后治之，譬犹渴而穿井，斗而铸锥，不亦晚乎！"话题虽然扯远了点，但我希望以上所说能对一些人增强健康意识和改变不良的饮食起居习惯有所启示，能对一些人长久地保持"未病"和"未乱"的身体而有所裨益。

历史上不少名医都曾经发过如此感慨：40岁之前不要轻言医道。意思是说中医学博大精深，不下几十年的功夫很难真正登堂入室。《灵枢·九针十二原第一》曰："知其要者，一言而终；不知其要，流散无穷。"老子《道德经》仅五千言，张仲景《伤寒论》数万言，叶天士《温热论》万言耳，却皆能久传不衰，备受推崇。40岁以后再看自己的书，虽然洋洋洒洒数百万言，虽然至今印刷多次仍不时有患者来信来电索书，但我明白：这些书多是文献的汇集和整理，少有自己独到的临床经验。我暗下决心，首先把身体养好，留得青山在，不怕没柴烧，等60岁退休后，时间也充足，再把自己几十年独到的见解和经验整理成一本小书问世。

近年来，我多次应邀在全省、全国以及国际和地区会议上做"一针疗法"的讲座，反响很好，每次课后，不少人都用充满希望的眼神问我有没有书，每当我告诉他们准备60岁以后再写书的时候，我同时看到的是他们那不解和失望的表情。

前段时间，和学校的一位同事在一起吃饭时，他通过如下一件事认为现在对针灸的宣传还非常不够。他说：这几天刚看了一篇报道，说的是中国的一名军人在一次事关国家荣誉的比赛中以惊人的毅力取得了第一。在比赛途中，他不慎扭伤了脚，医生给予了必要的处理后，他又坚持跑到了终点——同时，他也倒在了地上，他的脚已经肿得惨不忍睹！我的这位同事说：如果您当时在现场，他还用受这么大的罪吗？因为这位同事曾经不止一次地看到我对于急性踝关节扭伤的患者只需要在其对侧的手上扎一针，就可以使其疼痛立止，行履如故，而且他本人就是受益者之一。作为山东中医药大学针灸推拿学院的院长，我再次感到了宣传针灸，让更多的人了解针灸，让更多的学生学好针灸，让更多的人受益于针灸的重要性和自己义不容辞的责任。

几个月前，我把自己研读《灵枢》的感悟和一些临床体会给我一位年过七旬的老师——北京张士杰教授汇报。张老是全国针灸名家，善用太溪穴，人称"张太溪"，其所著《古法针刺举隅》例举单用太溪治症多达 60 种，书虽仅 6 万余言，却是他几十年临床经验的结晶。当我说准备向张老学习60 岁以后也写本小书时，张老说："你还是现在就写吧！我希望早一点看到你的这本小书。"我想，趁着我的许多老师身体还康健、精力还好的时候把书写出来，并得到他们的指点，以后再加以修改和充实，不是更好吗？

经过几年的钓鱼、摄影、爬山等户外锻炼和调养，我的身体已恢复如初。

济南出版社的胡瑞成主任告诉我，早在前年就已经将我的《一针疗法》列入出版计划。

今年学校的寒假也特别长，有一段近年来难得的清闲时间。

今天，农历 2006 年正月初七，正好是二十四节气的立春——一个标志着春天来临的日子，我想起了《素问·四气调神大论篇》所说："春三月……夜卧早起……以使志生……"以及明代医家吴崑《针方六集》中的一句话："针道博矣！大贤识其大者，小贤识其小者，故小言虽卑近，而亦高远之阶梯，何可无也！"

就这样，我开始了"食言"——先把这本小书写出来，一方面宣传一下针灸，希望对学习针灸者能提供一点帮助；另一方面是希望得到更多人的指点。

二

关于这本小书的书名和写法问题，让我费过一番琢磨。

针灸是扎在穴位上的，此书是叫《一穴疗法》，还是叫《一针疗法》？

"一穴疗法"和"一针疗法"的含义并不完全相同。"一穴疗法"是只用一个穴位治病，只要是作用在这个穴位上的方法（如可以针，可以灸，可以拔罐，可以贴药，可以按摩，可以穴位注射等），都属于"一穴疗法"的范畴。上文提到的脐疗（神阙穴）、足心疗法（涌泉穴）、手心疗法（劳宫穴）实际上都是一穴疗法。可见"一穴疗法"的内容很多，显然不是一本小书所能涵盖的。也许以后我会写一本综合各种治疗方法的《一穴疗法》。

　　"一针疗法"也是用一个穴位治病，但仅局限于在这个穴位上扎针，是针灸的神奇和精妙所在，一针下去，就可以治病，岂不妙哉！这也正是我写这本小书的初衷。所以，我选择了《一针疗法》这个书名。还需要说明一点，因为用手指按压穴位也叫指针，所以本书也包括了指针在内。

　　这本小书是用中规中矩的术语和格式写成一本只供专业人士参考的纯学术性专著；还是不拘一格，写得深入浅出、通俗易懂，让更多的人了解、喜欢和从事针灸呢？

　　中医针灸博大精深，但只要有了兴趣，自然就会体会到其中的乐趣，登堂入室也就不难了。令人遗憾的是，现在初学中医的不少大学生们都有这样的感叹：中医书很难看懂，学起来索然无味。我想其中的原因是多方面的，但与现在的中医教材和书籍写得可读性不强是不是也有点关系呢？我至今还记得《红楼梦》《西游记》《镜花缘》等小说中那些医学的内容是那么有趣和浅显易懂，正是这些书还有以后我看到的一些活泼有趣、医文并茂的书籍，提高了我学习中医针灸的兴趣。所以在本书的写法上我最终还是选择了后者，虽然对我来说，这还是尝试。

　　有一次，我在学术会议上做了"一针疗法"的讲座，几个月后，一位针灸大夫告诉我："您介绍的方法确实好，但是本来扎几十针需治疗一段时间的病，用您介绍的方法几次就治好了，而且只针一针也没法向病人多收费，您说我们要少挣多少钱啊！"我很欣赏这位同行的实话实说，但我更希望她只是开了句玩笑。我知道，只想用针灸挣钱的人不应该读我这本小书，而是应该先用心去读药王孙思邈《千金要方》中的"大医精诚"。

　　孔子曰："三人行，必有我师。"孙思邈说："一事长于己者，不远千里，伏膺取决。"至今我所掌握的一针疗法，有不少方法都得益于我的老师们。

　　学医和行医之初，我有幸耳闻目睹了不少老师们一针治病的神奇疗效。

　　张善忱老师曾经是 20 世纪 80 年代我国针灸界最年轻的副教授，担任全国五版教材《针灸学》副主编，1984 年因肝癌去世时，《中国针灸》

曾专栏哀悼，称他的去世是中国针灸界的一大损失。至今我还清晰地记得1982年张老师给我们讲授《针灸学》时提到的一个病例。这是六七十年代的事情，学校开门办学到了农村，有一天晚饭后，张老师等几个人正在村边的小路上散步，忽见对面几个人赶着毛驴车急匆而来，张老师料到他们肯定有急事，便远远地停让在了路边。等驴车从身边急驶而过时，他发现车上躺着一个人，职业的敏感和责任让他问了一句，才知道这是一位因胆道蛔虫发作而剧烈腹痛的病人（当时农村医疗卫生状况较差，此病多见，且常常反复发作，疼痛难忍）。他急忙让车停下，因身上没带针具，便以指代针，在病人背部的胆腧穴处进行按压，没几分钟，病人的疼痛便完全消失了。这是我耳闻的第一个一针（指针）收速效的病例，引发了我对针灸的浓厚兴趣。

1984年实习时，我首先选择了附属医院针灸科。刚进科不到半小时，就见用担架抬进了一个30岁左右急性腰扭伤的男性病人，在床上呻吟不已。当时张登部教授和陈兴田老大夫各执一针，张针人中，陈针后溪，同时行针，也就是一二分钟，病人疼痛消失，千恩万谢地在我惊奇的目光下自己走了出去！正是这次治疗，让我第一次亲眼见识了针灸的神奇。张老师对奇经八脉和根结标本理论有深入研究，我工作后有幸与他在同一诊室多年，受益匪浅。此外，他在担任科主任期间实施的青年医生定期轮转的方法，也让我有了更多机会向其他老教授学习。

刘玉檀教授是针灸临床家。他艺高胆大，深刺风府、背腧等穴往往让观者也为他捏着一把汗。尤其对针灸的气街四海理论研究精深，近一二十年来更是擅长用此理论指导治疗各种疑难病症。例如同科的一名教授上班期间突发肾绞痛，为结石所致，刘老师一针下去，疼痛立止，翌日再行检查，结石已经排出。

陈乃明教授是针刺手法的名家，其烧山火、透天凉手法应用得炉火纯青，近年又独创"逍遥针法"，常见其妙用手法只针一穴治病而收奇效。试举一例：同科的一位大夫介绍一位亲友请陈诊治，病人是一位60多岁的某大学退休女教授，患坐骨神经痛久治不愈。时值夏末秋初，济南天气尚热，奇怪的是她头上还戴着帽子。询之，曰多年来头部怕冷怕风。陈老师因病人甚多，简单询问了几句，给病人诊了诊脉，便取一针扎在了病人眉头下的睛明穴，然后告诉病人：到走廊上活动活动吧！病人内心颇为不

一、认识针灸

1. 针灸与针灸疗法

一提起"针灸"，许多人可能都会想到针灸就是在穴位上扎针，许多地方的老百姓把针灸叫作"扎干针"。这是因为现在治病常用的肌肉注射和静脉点滴（俗称"打吊针"或"打吊瓶"），扎针的时候都是要把药液注射到体内，而针灸的时候只是把细细的金属针扎在穴位上，针是实心的，针上没有任何药，所以就叫"扎干针"。

但实际上，"针灸"并不只是"扎干针"，两者是不能画等号的，更确切地说，"扎干针"只是"针灸"的一部分。顾名思义，"针灸"包含"针"和"灸"。"针"就是针刺、扎干针（随着针灸疗法的发展，也有人把穴位注射等疗法归属于"针"的范畴）；"灸"是灸疗。"灸"这个字上面是天长地久的"久"，下面是一个"火"字，说明"灸"肯定与"火"有关。那么什么是"灸"呢？"灸"一般是用艾绒制成艾炷或艾条，用火点燃后，在人体的穴位或一定部位熏烤热灼。因为"灸"一般是用艾作灸疗材料，所以灸通常多称为"艾灸"。许多地方，每到农历的五月初五，都有在家中的门上插上一些艾草以避邪防病的风俗，艾灸用的材料就是这种艾草制成的。

需要特别提醒的是，不少人往往把"灸"误写或者误读成"炙"，甚至个别医疗机构也把"针灸科"写成"针炙科"，是非常不应该的。

从以上的介绍我们可以知道，"针灸疗法"是运用针刺和灸疗这两大类方法预防和治疗疾病。因为针法和灸法都是作用在穴位上的，并且常常配合应用，相互补充，所以合称"针灸"。令每位中国人感到自豪的是，针灸疗法是我们勤劳聪明的祖先在长期的医疗实践中发现、创造和总结出来的。现在，这一疗法已经登上了医学的大雅之堂，并已经形成了一门专门的学科——针灸学。针灸学是以中医理论为指导，运用针刺和灸疗防治疾病的一门临床学科，它是中医学的重要组成部分，主要内容包括经络、穴位（专业术语叫"腧穴"）、针灸方法和临床治疗四大部分。

凡是学过针灸的人都知道这样一句话——"针灸易学而难精"。也就是说，要学会针灸很容易，只要知道几个有用的穴位如合谷、足三里、人中等，然后将针扎入穴位就可以了。但是针灸要精通很难，针灸学是个"无

13

底洞"。针灸看起来好像是一个很简单的疗法，但实际上它又很不简单。

应用针灸治病有很多的优点，因为针灸疗法通常不用任何药物，避免了内服和注射药物所带来的毒副作用，所以在当代，针灸被称为"绿色疗法"。针灸疗法的适应症十分广泛，据现在的资料统计，针灸可以治疗 300 多种疾病，其中对一些疾病的疗效是其他中西医疗法所无可比拟的。也就是说，对某些病症，针灸应该是首选的。也正是因为如此，针灸疗法历经千年而不衰，并引发了全球性针灸研究热潮。如 2006 年，"针灸适宜病症的研究"作为重大科研课题被列入国家"十一五"支撑计划，笔者负责针灸适宜病症的古代文献研究部分。

针灸是扎在穴位上的，用的穴位有多有少，少则只扎一个穴，多则要扎数十穴，我的这本小书，专门讲的就是只针一个穴位的疗法。

2. 针灸疗法的起源与发展

针灸疗法起源于中国，这一点是毫无疑问的。起源的确切年代已难以考证，但从文献记载、出土文物和社会发展规律等方面来看，早在创造文字之前针灸就已经萌芽了。

现在用的针灸针一般是用不锈钢制成的，但针的前身却是一种特殊的石头，叫"砭石"。早在远古时期，我们的祖先要赤脚露体、奋力奔跑以捕获食物和逃避野兽，在身体不慎被石头等物磕打、刺伤后，会发现身体某些不适或疼痛感也随之缓解。到了新石器时代，我们的祖先为了生存和生活，常常在患病后用锐利的石块或石片刺激疼痛处，或发溃决脓以缓解疼痛和治疗疾病。这样从无意识的发现到有意识的运用，通过反复实践、认识的过程，久而久之就形成了以石治病的方法。这种用来治病的石块或石片，就叫作"砭石"。

古代的地理学专著《山海经》有这样的记载："高氏之山，其上多玉，其下多箴石。"又说："有石如玉，可以为针。"箴石即砭石，《说文解字》说："砭，以石刺病也。"关于针术的发源地，据《素问·异法方宜论篇》记载："砭石者，亦从东方来。"针灸学术界绝大多数专家认为：东方主要指中国山东一带。现在看来，这是有根据的。山东微山县两城山出土的东汉画像石上的人头鸟身"扁鹊针灸行医图"，为针术起源于我国东部提供了历史证据。更具说服力的是，近年来在山东省又发现了一种形色皆如玉的特殊石头，经著名中医文献专家中国中医科学院马继兴先生等考证，这种石头正是《山海经》中所记载的"有石如玉，可以为针"的砭石。现在中国针灸学会已成立了砭石分会，专门对古老的砭石及砭石疗法进行多学科全方位的研究。

对于针术的起源，还有"伏羲制九针"的说法（如《帝王世纪》），但已经是关于金属针的事了。砭石的使用，主要是在冶炼术发明之前。随着人类智慧和社会生产工艺技术的不断发展，针具也得到了不断改进，由石针、骨针、竹针而渐变为铜针、铁针、不锈钢针。1968 年在河北满城发掘的西汉刘胜墓，内有金针、银针 9 根，这一发现，证明了早在 2000 年前已不单是采用铜针、铁针，而且已采用金针、银针作为针刺的工具了。

灸法起源于火的发现和应用之后，这里不再赘述。

下面再简要说一下历代针灸的发展和应用一针疗法的情况。

春秋战国到秦汉，最著名的针灸医家有三个：扁鹊、华佗、张仲景，三人也都是一针疗法的大师。如据《史记·扁鹊仓公列传》记载，扁鹊针灸百会穴治好了虢太子的尸厥证，使其起死回生。华佗一针解除了曹操的头风之苦。此外，据《三国志》记载，华佗"其疗疾……若当针，亦不过一二处，下针言：当引某许，若至，语人。病者言：已到。应便拔针，病亦行差"。张仲景写有《伤寒杂病论》一书，内有不少针灸或针药并用的内容，提出了"阳证用针，阴证用灸"的原则，其用刺期门治热入血室，针足三里预防传经等疗效确实，历代广为应用，张仲景被后人尊为医圣。

另据《史记》记载，西汉名医仓公淳于意，针刺涌泉穴治疗济北王阿母之热厥足热症，立愈。此时与针灸有关的书籍主要是《黄帝内经》和《难经》。《黄帝内经》简称《内经》，分为《素问》和《灵枢》两大部分，其中的《灵枢》又称为《针经》，主要内容就是针灸。要想真正成为一名高水平的针灸医师，如果不研究《内经》，特别是不研究《灵枢》，那是肯定不行的。如果下功夫真正把《灵枢》读懂了，就可以一通百通，左右逢源。我的这本小书，从某种意义上说也可以说是对《灵枢》部分内容的现代解读。

现存最早的针灸专著除《灵枢》外，当首推晋代皇甫谧的《针灸甲乙经》。据说皇甫谧自小游手好闲，不务正业，终在别人的教育下浪子回头，在文史方面做出了很大成就。他到了中年得了风痹证，几至于卧床不起，于是，

15

便发愤学医，最后不仅自己的病好了，撰写的《针灸甲乙经》也给我们留下了宝贵的经验。我在临床上常用针手三里治疗急性腰扭伤，针腕骨治疗中风手指拘挛，常常一针即有佳效，就是源于此书。

自隋唐开始，针灸独立设科。这个时期出了两位年过百岁的针灸名家，一位是活了103岁的甄权（约540—643），另一位便是活了101岁的药王孙思邈（581—682）。甄权是位一针疗法的高手，据记载，隋鲁州刺史库狄嵚苦风患，手不得引弓，诸医不能治，甄权只针肩髃一穴，迅即治愈能射。撰有《针经钞》《针方》《明堂人形图》等著作。643年，唐太宗曾亲临孙思邈家访视长寿的饮食药性，并赐其寿杖衣服。孙思邈是我最为佩服的医家之一，著有传世名著《千金要方》和《千金翼方》，其渊博的学识、高尚的医德、高超的医术和潜心治学、淡薄名利的思想堪为我辈楷模。在针灸方面，他擅长应用阿是穴，提出了针、灸、药各有所长，"针灸而不药，药不针灸，皆非良医"的观点，并创立了灸法的一些原则，1991年我曾专门撰文《论孙思邈对灸法的贡献》，发表于《山东中医杂志》。

宋朝，王唯一设计铸造了两座针灸铜人，是最早的针灸教学模型。宋金元时期，是针灸发展的争鸣时期。最有成就的针灸医家当数窦杰（字汉卿，后改名窦默），所撰《针经指南》，其中《流注指要赋》（又名《六十六穴流注秘诀》）、《标幽赋》等，都是针灸名篇，很值得一读。窦氏尤其擅用八脉交会穴治疗各种病症，如列缺穴主治31症、照海穴主治29症、公孙穴主治27症、内关穴主治25症等。记得我20多年前刚毕业，因讲授《针灸医籍选》向恩师张殿民教授请教时，他说："《标幽赋》可不是一般的人就能讲得了的。"我当时还颇不以为意，近年才知恩师所言不虚，只可惜恩师已因操劳过度卒发心脏病而驾鹤西去（写到这里，我的眼泪又不禁脱眶而出。恩师为祖传四代名医，学富五车，经验丰富，尤其擅治疑难杂症，针灸亦其所长。我与恩师是同乡，自学医之初就倍受关爱，获益颇多）。此外，王执中《针灸资生经》记有不少单穴治病的针灸案例，如"有一男子咳嗽，忽气出不绝声，病数日矣。以手按其膻中穴而应，微以冷针频频刺之而愈"。王执中还是善用火针的高手，如"舍弟腰痛出入甚艰，予用火针微微频刺肾俞，行履如故"；"舍弟登山，为雨所搏，一夕气闷几不救，见昆季必泣，有欲别之意。予疑其心悲，为刺百会穴不效，按其肺俞，云其疼如锥刺，以火针微刺之即愈。因此与人治哮喘，只缪肺俞，不缪他穴。唯按肺俞不痛酸者，然后点其他穴"。窦材以当世扁鹊自称而著有《扁鹊心书》，重灸法，擅长分别应用关元、命关等穴而救治大病。庄绰《膏肓俞穴灸法》是第一部单穴成书的著作。金元四大家中的刘完素、李东垣和张子和，也都是针灸的行家高手。如张子和《儒门事亲》载："项关一男子，病卒疝，暴痛不任，倒于街衢，人莫能助，呼予救之。余引经证之，邪气客于足厥阴之络，令人卒疝，故病阴丸痛也。余急泻大敦二穴，大痛立已。夫大敦穴者，乃足厥阴之二穴也。"

明朝是中国历史上针灸的兴盛时期。最著名的医家和著作是杨继洲《针灸大成》。此书是杨氏以家传《卫生针灸玄机秘要》为基础，汇集历代诸家学说，并结合自己的实践经验而写成的，内容非常丰富，是继《灵枢》《针灸甲乙经》之后对针灸的又一次总结。直到今天，要学好针灸学，如果选最重要的三本书的话，那就是《灵枢》《针灸甲乙经》和《针灸大成》。杨继洲也是一针疗法的大家，许多病症，一针下去，常收奇效，如"辛酉，夏中贵患瘫痪，不能动履，有医何鹤松，久治未愈。召予视，曰：此疾一针可愈。鹤松惭去。予遂针环跳穴，果即能履"。此外，杨氏还是指针疗法和针药并用的高手，如"壬戌岁，吏部许敬庵公，寓灵济宫，患腰痛之甚……诊其脉，尺部沉数有力……是湿热所致，有余之疾也。医作不足治之，则非矣。性畏针，遂以手指于肾俞穴行补泻之法，痛稍减，空心再与除湿行气之剂，一服而安"。2005年全国针灸界还专门在杨继洲的家乡浙江衢州召开了《针灸大成》专题学术研讨会，我有幸被邀请参加。此外，明代的主要针灸医家和专著还有徐凤的《针灸大全》、高武的《针灸聚英》、汪机的《针灸问对》、李时珍的《奇经八脉考》等，蔚为大观，诸家各有所长，形成了不同的流派，促进了针灸的发展。

到了清代，虽然也有清政府组织编写的《医宗金鉴·刺灸心法》等书的问世，但由于清朝腐败政府拘泥于封建礼教，于1822年竟以"针刺火灸究非奉君所宜"为理由，下令停止太医院使用针灸，自此一般的"儒医"也注重汤药而轻视针灸。特别是鸦片战争后，针灸更是趋于衰落。

新中国成立后，由于国家的重视，针灸也获得了新生。我国各地先后成立了中医学院、中医药大学、中医院、针灸医院、针灸研究所，大学中设立了针灸学院（或针灸系），如我所在的山东中医药大学针灸推拿学院，就有三年制专科、五年制本科、六年制预科、七年制本硕连读、硕士、博士、博士后等针灸专业学员 1000 余人。虽然现在针灸研究和针灸教育还存在着一些不容忽视的问题，但我们有理由相信，针灸不论是向下（面向基层）、向上（面向高层保健）和向外（面向国外）都有强大的优势和发展空间，其前景是美好的。

二、漫谈经络

1. 经络是什么？

一谈到针灸，我们常常提起或者听到"经络"这两个字。我们知道，针灸是扎在穴位上的，那么穴位在哪儿呢？一般的穴位就在经络上。西医讲神经血管，中医讲经络，神经和经络都是人体的调节系统。神经血管看得见摸得着，经络则是既看不见也摸不着。用西医学的思路来研究经络的人，试图用手术刀、显微镜以及当代各种先进的仪器设备和技术，找出经络的实质性的结构来，结果几十年下来，花费了大量的物力和财力，还是一无所获。于是，人们便开始很自然地想：真有经络吗？如果有经络，为什么找不着？

首先要搞清楚一个问题：看不见摸不着的东西和没有实质性结构的东西就一定不存在吗？回答是否定的。在自然界中，看不见摸不着却又存在的东西比比皆是。比如"风"，树枝被风刮歪了，你看到的是树枝而不是"风"，但你却知道树枝是被"风"刮的，你说"风"的实质性结构是什么？你根本说不清楚，因为"风"本身就是没有实质性结构而又客观存在的东西。再比如我们天天用的电话，原来的电话都是有线的，电话线是看得见摸得着的，线断了电话就打不通了，这个线就好比是西医的神经。后来又出现了手机，用手机打电话你能看见或摸着电话线吗？你肯定看不见摸不着，这个无线电话看不见摸不着更没有实际结构的"线"，就好比是中医的经络。每次想到直到今天，还有一大批学术精英和"大腕们"仍在孜孜不倦地找着无线通话的"实质性结构"，更有甚者还自以为是站在针灸经络研究的金字塔尖上的时候，我只能无奈地苦笑和摇头叹息。

接下来我们就可以进一步理解什么是"经络"了。"经络"是中医学针灸学中特有的名词和概念。俗话说：人活着全靠一口气。"气"是客观存在的，和"风"一样，虽然看不见摸不着，但我们（特别是有些病人和练气功的人）却可以感受到它的存在。经络就是人体中运行气血的道路，其主体部分十二经脉、奇经八脉和十五络脉都是人体的气运行的道路。简言之，经络就是道路。社会上有道路，是用来走人和运输各种东西的，好人可以从路上走，坏人也可以从路上走；经络是人体中的道路，是用来运行气血的，正气当然可以从经络上运行，但邪气病气也可以从经络上传变。社会上的道路四通八达，哪个地方的道路堵了或者有车匪路霸为非作歹，那儿就会出问题；人体中的经络也像公路网络一样到达身体的内外上下，哪个部位的经络不通了（正气少了或者邪气入客等），那个部位就会生病。因为经络看不见摸不着，所以把经络比作飞机的航线更合适一些，当飞机通过时，可以知道飞机从这条路线上飞，但飞机过后，还是一片天空，根本看不见这条航线。经络就是如此，经络感传、循经皮丘带、循经疼痛等经络现象的存在以及声、光、电等可以证实其存在，但从解剖刀和显微镜下却又看不见其踪迹。

经络包括经和络两部分，是经脉和络脉的总称。经和络构成经络系统，但经和络既有联系又有区别。经络就像社会中的公路网，经是经脉，是经络系统中的主干，犹如粗直而长的高速公路、大道；络犹如网络，又似细曲而短的小街、小巷。经在人体偏里、偏深，络在人体偏表、偏浅。所以《灵枢·脉度第十七》说："经脉为里，支而横者为络，络之别者为孙。"

经脉包括十二经脉和奇经八脉。十二经脉分别配属十二脏腑（五脏六腑加心包），分为手三阴经、手三阳经、足三阴经、足三阳经，具体名称分别为：手太阴肺经、手厥阴心包经、手少阴心经、手阳明大肠经、手少阳三焦经、手太阳小肠经、足太阴脾经、足厥阴肝经、足少阴肾经、足阳明胃经、足少阳胆经、足太阳膀胱经。奇经八脉是别道奇行的八条经脉，包括督脉、任脉、冲脉、带脉、阳维脉、阴维脉、阳跷脉、阴跷脉。此外，经脉系统还包括十二经别、十二经筋和十二皮部等，《灵枢·经别第十一》《灵枢·经筋第十三》和《素问·皮部论》，就是专论经别、经筋和皮部的。

络脉包括十五络脉和难以计数的孙络、浮络。

我们上面曾反复提到，经络是看不见摸不着的。但仔细推敲，这句话是不确切的。准确地讲应该是：经络的主体部分是看不见摸不着的。为什么呢？从以上的介绍中我们已经知道，经络包括经脉系统和络脉系统，合而组成了经络系统，在这非常庞大和复杂的网络系统中，其主体部分是十二经脉、奇经八脉和十五络脉，是不可见的；经络系统的有些部分则是可见的，如浮络，现在看来主要是指表浅的一些小血管，是看得见摸得着的。所以《灵枢·经脉第十》曰："经脉十二者，伏行分肉之间，深而不见……诸脉之浮而常见者，皆络脉也。"

为什么将十二经脉和十五络脉当作经络的主体部分呢？仅仅是因为它们"深而不见"吗？显然还有更重要的原因。在经络系统中，除督脉、任脉外，只有十二经脉和十五络脉有穴位，所以《灵枢·九针十二原第一》说："经脉十二，络脉十五，凡二十七气以上下，所出为井，所溜为荥，所注为腧，所行为经，所入为合。二十七气所行，皆在五腧也。"这儿说的已经很清楚了，是"凡二十七气以上下"，而不是"凡二十七气血以上下"。我们都知道《内经》所说"百病皆生于气也"，而十二经脉和十五络脉运行的就是人体最重要和最宝贵的"气"，所以在经脉上的穴位自然就是这种"神气之所游行出入"的地方了。在穴位上针灸，调节的就是气，明白了这一道理，一句话就可以把针灸之道说清楚，所以《灵枢·九针十二原第一》讲："刺之要，气至而有效，效之信，若风之吹云，明乎若见苍天，刺之道毕矣。"

《灵枢·终始第九》也讲："凡刺之道，气调而止。"如果不明白这一道理，还在找经脉和穴位的实质性组织结构——是什么样的"皮肉筋骨"，那就只能会如坠云雾之中，漫无边际，徒劳无功了。古人写书是写在竹简上的，多一个字就多一分重量，阅读和携带都不方便，所以《灵枢》惜字如金，通篇几乎找不出多余的字句。但我们的祖先太聪明了，似乎早就预料到了后人对经脉和穴位的理解很可能出现偏差，很可能要用解剖刀和显微镜去找，所以还是不惜大费笔墨地接着说："节之交，三百六十五会，知其要者，一言而终，不知其要，流散无穷。所言节者，神气之所游行出入也，非皮肉筋骨也。"

十二经脉主要是运行气的，络脉除十五络外主要是运行血的，所以说"经主气，络主血"。因为血中有气，气中有血，如《灵枢·营卫生会第十八》说"血之与气，异名同类焉"，所以说经络是人体气血运行的道路。

虽然我试图用浅显的语言和比喻让大家理解经络，但到目前为止，经络的全部内容还是难以用现代语言把它说清楚，经络的实质到现在仍是一个谜，也是一个世界性的医学难题。我的看法是，经络之谜一旦解开，不仅会引发针灸学和中医学的一场革命，也必将引发整个医学乃至生命科学的一场革命。但这也将是一个漫长的历史过程，换言之，在当下和今后较长的时期，科学技术的发展水平还难以达到将经络这个千古之谜彻底解开的高度。

2. 经络的重要性

从上面的介绍我们已经知道，经脉是运行气的。《灵枢·海论第三十三》说："夫十二经脉者，内属于腑脏，外络于肢节。"《灵枢·本脏第四十七》说："经脉者，所以行血气而营阴阳，濡筋骨，利关节者也。"正常情况下，经脉把气运行到身体的内外上下，供应并调节全身对气的需求，保持人体的健康状态。但邪气也可以通过穴位入侵人体，经过经脉传变，从而产生各种疾病，所以《灵枢·九针十二原第一》说："神乎，神客在门，未睹其疾，恶知其原。"这儿的"神"指的是正气，"客"指的是邪气，"门"就是穴位这个门户，通过穴位这个门户就可以知道病在何处。治疗疾病自然应该通过针刺经脉上的穴位来补益正气祛除邪气。可见人的健康、生病和治疗疾病，都离不开经脉。

在这一章的开始，我专门摘录了《灵枢》等书的几段原文，用大号字体占了一页。这些原文说的就是经络的重要性。下面让我们看看这些话说的是什么意思。《灵枢·经脉第十》说："经脉者，所以能决死生，处百病，调虚实，不可不通。"意思是说十二经脉可以决定人的生死，可以用来调整人体的虚实和治疗百病，老百姓不可以不知道，医生不可以不精通。《灵枢·经别第十一》更是把十二经脉的重要性提升到了无以复加的地步："夫十二经脉者，人之所以生，病之所以成，人之所以治，病之所以起，学之所始，工之所止也。"意思是说：人之所以生成和生长，是因为十二经脉；疾病之所以产生和生成，也是因为十二经脉；人之所以健康无病，是因为十二经脉；疾病之所以能治好，还是因为十二经脉；开始学医，首先要知道十二经脉；高明医生的水平再高，最后还是离不开十二经脉。也正是因为经络对医生来说是如此的重要，所以《灵枢·本输第二》开篇就说："凡刺之道，必通十二经络之所终始，络脉之所别处，五输之所留，六腑之所与合，四时之所出入，五脏之所溜处，阔数之度，浅深之状，高下所至。"《灵枢·根结第五》也说："九针之玄，要在终始；故能知终始，一言而毕，不知终始，针道咸绝。"也就是说，用针的玄妙之处，关键是要知道经脉的终和始。知道了经脉的终始，用针的道理一句话就可以说完；如果不知道经脉的终始，所有用针的道理和方法也就无从谈起了。

　　十多年之前我曾经看过一篇研究扁鹊的文章，记不清作者是谁了，只记得当时周凤梧教授还对这篇文章进行了肯定和点评。这篇文章认为，古老的中医学开始有两大学派——黄帝学派和扁鹊学派，我们现代所看到的包括《内经》《伤寒论》和后世的医书，都是黄帝学派的。《难经》据说就是扁鹊学派的传人秦越人所作，这也是为什么《难经》的一些观点和《内经》不一样的原因。后人都把秦越人当作扁鹊，其实秦越人只是扁鹊的传人，扁鹊是对他的尊称。扁鹊学派的最后一位传人是宋代的著名医家窦材，著有《扁鹊心书》。为什么扁鹊学派没能和黄帝学派那样发展壮大呢？据说与其传授徒弟的方式有关，扁鹊学派的授徒方式就和一些武功一样，是代代单传，一代只传一个，并且选择传人也是非常严格的，传人选不好，就会丢老祖宗们的脸，所以没有好的传人宁可不教。窦材是一位极具个性的医家，恃才傲物，他说，历史上有三个扁鹊，"上古扁鹊者，扁鹊是也；中古扁鹊者，秦越人是也；当世扁鹊者，大宋窦材是也"，毫不客气地自封为扁鹊。除此以外，在书中他还全然不把张仲景、孙思邈等历代名医看在眼里。就是如此一位"狂人"写的《扁鹊心书》，谁也想不到开卷的第一句话便是："谚云：学医不知经络，开口动手便错。"那么你也可以静下心来再好好思考一下，经络是多么的重要了。

　　也许有人会说，经络再重要，也是你们干针灸的事，我们只要开好中药方就行了，没必要知道那么多。果真如此吗？学过《伤寒论》的人都知道，"太阳之为病，脉浮，头项强痛而恶寒"。为什么会出现"头项强痛"？就是因为太阳经脉循行于此。再比如，在《伤寒论》中，阳明腑实证会出现神昏谵语，现在临床上许多病人只要几天不大便，也会心烦意乱，有的精神病人用了下法后症状会明显减轻，为什么呢？有的专家观察到了这一现象，并据此提出了"胃肠主神明"的论点。有的学生问我如何看待和解释这些现象，我说："不明十二经络，开口动手便错。"神明由心、脑所主，"大肠小肠皆属于胃"，而"足阳明之正……上通于心"，"胃之大络，名曰虚里，贯膈络肺，出左乳下，其动应衣，脉宗气也"。足阳明胃经又"循眼系，入络脑"。可见胃经既入心又入脑，所以胃家有热，火热循经上攻心脑，神明被扰或蒙蔽，自然就会轻则心烦意乱，重则精神错乱，再重则神昏谵语了。

在《伤寒论》中，只要先发热继而出现神昏谵语通常只有一种情况，那就是阳明腑实，所以要"急下之"。正是由于《伤寒论》的影响，后世医家对出现神昏谵语的病人也都用大承气汤急下之，有些病人被下好了，但也有一些病人被下死了。对于被下死的病人，医生都认为是下得太晚了。果真是下晚了吗？一直到被称为温病四大家之首的叶天士才在大量临床实践的基础上，从理论上解决了这一问题。在《温热论》中他首先提出了"温邪上受，首先犯肺，逆传心包"的著名论断。可不要小看这12个字，我也是近十年才悟彻了其中的含义。他指出温病和伤寒有异，感受的邪气是"温"邪而不是"寒"邪，是"上受"（从口鼻而入）而不是"外受"（从皮毛而入），是首先"犯肺"而不是"犯太阳"；温病犯肺后，因为"肺手太阴之脉，起于中焦，下络大肠，还循胃口"，所以热邪犯肺后，也可向阳明胃肠传变出现白虎汤证和承气汤证，也正因为此，许多医家才误认为伤寒方也可以统治温病。叶天士的高明之处更在于他发现温邪犯肺后，不仅可顺传阳明，还可以"逆传心包"，因为心包为心之宫城，代君受邪，心神被蒙蔽，也可以出现神昏谵语，对于这种逆传心包的神昏谵语，用承气汤下之必死，当用温病三宝（安宫牛黄丸、紫雪丹、至宝丹）开窍醒神。2004年的"非典"，有病人由发热至神昏，多是由肺逆传心包之故。记得《中国中医药报》上说过这么一件事：广东省中医院一"非典"病人昏迷，主治医师便电话请教他的老师、全国著名中医学家、南通市中医院老院长朱良春教授，并说已用"三宝"不效。年近90高龄的朱老听了病情的介绍，说"阳闭"当用"三宝"，此病人是"阴闭"，可用苏合香丸芳香开窍，用后病人果然醒来。

我在临床上常用柴胡桂枝汤治疗坐骨神经痛，效果良好。如治一中年女性患者，某中专学校校长，因坐骨神经痛而不能工作数年，CT 检查为腰椎间盘突出症，多方治疗无效。我仔细问诊诊脉后，欲给病人针灸治疗，因病人惧针，要求服药，遂开柴胡桂枝汤，2 服见效，6 服行走自如，又调理半月而愈。有学生问："经言风寒湿三气杂至合而为痹，为何此病人屡用祛风散寒除湿止痛中药不效，用柴胡桂枝汤却能速愈？"我说："病人疼痛与天气变化无关，显然非风寒湿邪所致，故祛风散寒除湿止痛之剂难以取效。肝气行于左，肝胆相表里，病人痛在左腿后侧和外侧，病在太阳少阳两经，疼处胀甚，痛即心烦，且左关独弦而大，显系肝胆气郁外窜胆经所致，此病是病在脏腑而表现于经络。柴胡桂枝汤由小柴胡汤和桂枝汤药量减半组成，是疏达肝胆气机的良方，且小柴胡汤入少阳，桂枝汤入太阳，用之焉有不效之理？"临证所见，由肝胆气郁或郁火外患经络而致坐骨神经痛者时有所见，用常规针药治之难以获效，就是因为不明经络之故。

从某种程度上讲，经络系统就是组成人体的一个庞大并且极为复杂的网状动态功能性结构系统，这个网状动态功能性结构系统对人体起着极为重要的双向良性调整作用，其调整的复杂性和精密性世界上任何再复杂再精密的人造仪器也无法与之相比。如天枢一穴，便秘的病人针之有通便的作用，腹泻的病人针之则有止泻的作用；再如通里一穴，心动过速者针之有减慢心率的作用，心动过缓者针之则有加快心率的作用。从系统论的观点看，针灸作用于穴位就是触发、增强和调动了其对人体的自我调整作用。

三、经络病症的辨证方法

1. 中医常用的辨证方法

学过中医的人都知道，中医是讲辨证论治的。中医的辨证方法有很多，如八纲辨证、脏腑辨证、六经辨证、卫气营血辨证、三焦辨证、气血津液（一说气血精津）辨证、经络辨证等，在开中药方时，这些辨证方法都可能要用得上，所以《中医诊断学》和《中医内科学》等对其都有详细论述。受其影响，许多针灸书籍和针灸教材，也常常把这些辨证方法搬入，如前几版《针灸治疗学》教材的总论中，就用了较多的篇幅硬是把这些辨证方法和针灸治疗结合起来。写是写上了，但到头来往往是老师一讲起来头就痛，学生一听起来头就大，费了好多功夫，最后还是理不出个头绪来。还有的教师知难而退，索性不讲了。为什么会出现这种情况呢？针灸治病是否应该和开中药方一样照搬照抄这些辨证方法呢？如果不是，针灸临床应该用何种辨证方法？如何运用呢？这些年我每年都要给针灸专业的研究生讲"中医各辨证方法及其在针灸治疗学中的应用"这样一个专题，就是为了解决以上问题。

疾病可分为两大类：外感病、内伤病。首先让我们看一下治疗外感病到的络主血的具体应用。但要辨清病症具体在何络就不是件容易的事了，因为络脉除十五络外，孙络、浮络不计其数，可以说人体就是由络脉组成的一个网络状物。络病的研究也是国家正在组织有关专家研究的重要课题。

下面我们重点看一下经络辨证的第二个层次——辨在何经，这也是经络辨证的重点，有非常重要的临床意义。如《灵枢·卫气第五十二》说："能别阴阳十二经者，知病之所生。"意思是说如果能够辨别病在十二经脉中的哪条经，就可以知道疾病是怎么产生的了。那么怎么样才能辨别疾病在哪条经呢？主要有以下方法。

（1）问诊辨经

就是问病人病痛在哪个部位，再看看这个部位有哪条经络行走，就知道是哪条经的问题了。例如头痛，都知道前额痛是阳明头痛，偏头痛是少阳头痛，后头痛是太阳头痛，巅顶痛是厥阴头痛，就是因为这些部位分别有这些经脉行走。例如两个月前有一位结肠炎的中年女性患者来诊，我给她用脐疗的方法治疗，症状很快缓解。她又说，近年来经常头顶痛，一生气头顶就痛胀得厉害，吃了不少中药效果也不理想，问能否针灸治疗。我给她针了个太冲穴，用泻法，30 分钟起针后疼痛就立刻缓解了。为什么呢？就是因为足厥阴肝经行于巅顶，怒则气上，肝火上攻，所以一生气头顶就痛。太冲穴是肝的原穴，针之后把肝火泻去了，肝火不沿着肝经向上攻了，自然也就不痛了。有一个成语叫"怒发冲冠"，从经络来看还是很有道理的。

再就是我治过的结肠炎病人中，有不少病人表现为肚子一痛就想大便，大便后疼痛就缓解了。这样的病人往往是左下腹痛，并且就怕生气，一生气就加重，纤维结肠镜检查多是乙状结肠或降结肠有充血水肿，无其他异常发现。我的辨证是肝郁脾虚，服药或针灸效果都很好。为什么辨证病在肝脾呢？因为肝气行于左，你再仔细看一下经络挂图，疼痛的部位正好是肝经和脾经交叉的地方，所以从经络的角度来看，这种病跑不出肝经和脾经去。再打一个更容易理解的比喻，一个宿舍只有两个人住，其他人也从没来过，结果被盗了，你说是谁盗窃的？还能跑出这两个人去吗？经络辨证就是这么简单，但前提是你必须知道十二经脉都是怎么走的，身体的某个部位有哪条经络走这儿才行。这也是要求背诵经脉循行原文的目的所在。

此外，在《灵枢·经脉第十》还专门讲了十二条经脉的病候，对于这些病候，也应该熟记在心，有时候是很有用的。石学敏院士对此有深入研究，在 2006 年上海国际针灸学术会议期间，我以此书（第一版）相赠石院士以求指教。石老师对我说："针灸的水平看《灵枢》，《灵枢》的水平看经脉，经脉的水平看病候。"可谓至理名言。在这儿我举一个肾经的病候——"心如悬若饥状"。1988 年，一位跟我实习的学生请我给他一位亲戚看病，病人为 60 多岁的老年女性，因自觉心脏有悬空感，胃中似有饥饿感但又不欲食，在某省级医院住院治疗 1 个多月，进行动态心电图、心脏彩超、胃镜、腹部 B 超、CT 等全身检查，除有轻微胆囊炎外，无其他任何异常，花费近万元，拟诊为神经官能症，经治疗症状无好转，只好准备出院。我以病人最主要的症状是肾经病候"心如悬若饥状"，辨证属肾虚，针灸当针肾经太溪穴，用补法。但因病人是外地的，急于回家，便处补肾中药与服，后相告，药后 3 服症状即减，共服用半月余诸证消失而愈。2004 年又有一年近 80 岁男病人来诊，有冠心病史 10 余年，主要症状也是"心如悬若饥状"，因病人系高干，其医疗条件较好，年年住院行中西医药物治疗，但疗效不佳。病人本意是吃中药治疗，但我见病人舌苔甚厚，又不欲食，且年事已高，一行补肾又怕滋腻助湿碍胃，思忖良久，未得良方，便与病人商议先试用针灸治疗，隔日 1 次，我为其针太溪以补肾，针中脘、内关、足三里以和胃化湿，针 1 次后，病人即觉好转，针完 4 次，症状基本消失。患者亦为书法名家，出于感激，便以书法作品相赠，上书 10 个大字"病痛十余载，神针一朝平"。

如果疾病在一天中有明显的时间性，根据发病的时辰就可以辨别病在哪条经，详见第三章《时间性病症的一针疗法》。

（2）切诊辨经

切诊辨经是经络辨证最主要和最常用的方法，包括切经络、切穴位、切脉象三个方面。

首先是切经络，也就是在病变部位的上下左右或沿着经络循行线应用切、循、按、弹等方法，诊察有无疼痛、结节或条索状物、虚软凹陷等反应，这些反应出现在哪条经络上，就是哪条经络的病，就可以在相应的经络穴位上行针灸治疗。如《灵枢·刺节真邪第七十五》讲"用针者，必先察其经络之实虚，切而循之，按而弹之，视其应动者，乃后取之而下之"，说的就是这个意思。

肩周炎和膝关节疼痛是针灸科常见病，属于中医"痹证"的范畴，许多针灸医师治疗此类肢体关节的疼痛，并不仔细询问及用手检查疼痛的具体部位，就开出了针灸处方，然后围着肩关节和膝关节扎了一圈针，只要是病变部位的穴位几乎全都用上了，结果有的病人疗效还是不理想。我把这种针法叫作"三光针法"。为什么这么比喻呢？就是因为有些穴位根本不需要扎，这些"无辜"的穴位如果会说话的话，我想它们也会抗议的。实际上"痹证"的经络辨证方法在《灵枢》中已经说得很清楚了，如《灵枢·周痹第二十七》说："故刺痹者，必先切循其下之六经，视其虚实，及大络之血结而不通，及虚而脉陷空者而调之，熨而通之，其瘛坚，转引而行之。"我常说，只要明白了以上这句话，不仅痹证你会治了，凡是肢体、躯干、头面等所有的经络病症你也应该会治了。

下面我们就看看这句话说的是什么意思。痹证的主要症状是肢体关节的疼痛、麻木、沉重等不适感，有的病人还伴有活动障碍。从经络来看，上肢也好，下肢也好，都有六条经脉循行，上肢是手三阴手三阳六条经脉，下肢是足三阴足三阳六条经脉，所以只要是肢体的病，肯定跑不出这六条经去。接下来我们就应该进一步搞清楚是六经中的哪一条或哪几条有病。怎么知道呢？最重要最常用的方法就是经络切诊，也就是用手在病变部位例如膝关节的上下左右内外前后切压循按，找找有无疼痛、结节或条索状物，或有无络脉（如有，即"大络之血结而不通"，是实证），或者按之有无虚软、凹陷（如有，即"虚而脉陷空者"，是虚证），这样一来，我们不仅会知道病在哪条或哪些经，也同时会知道是实证还是虚证，针灸治疗时哪条经有病就治哪条经，虚证用补法，实证用泻法。所以《灵枢·官能第七十三》也说："察其所痛，左右上下，知其寒温，何经所在。"本书所讲的许多一针疗法，说穿了就是经络辨得对、穴位取得准、手法用得精而已。说到这里，你再想一想《灵枢·九针十二原第一》讲的"知其要者，一言而终；不知其要，流散无穷"，是不是很有道理？

切诊辨经的第二个方法是切穴位。前面我们曾经说过，经脉是人体的气运行的通路，正气可以从经络走，邪气也可以从经络走。穴位在经络上，是脏腑经络之气转输和汇集的地方。再打个比喻，如果把经络比作道路，那么穴位就好比是车站，正气可以在此汇集出入，邪气也可以在此汇集出入，就像车站内坏人也可以进来是一个道理。明白了这个道理，我们就可以通过切按穴位来辨别与穴位相关的经络脏腑的一些情况了。

半年前一位小学生因急性阑尾炎做了手术，术后数天，其父母请我过去给孩子看看，我用手按压了几下双侧的足三里穴后，肯定地对其父母说："这个孩子胃也不好，时间也不短了。"其父母感到非常惊奇。其实很简单，如果双侧足三里按之虚软或凹陷，说明胃气虚，胃肯定不好。凡是见过我看病的人都知道，只要情况允许，我都要病人躺在床上，然后给病人切按有关的穴位，最常用的是背俞穴，如果肝俞隆起或压痛明显，多属肝郁肝火；脾俞按之虚软或凹陷，是脾虚；肾俞按之虚软或凹陷，是肾虚。

我常说，穴位不能量，越量越不准。好多年轻大夫对此不理解。记得有一次当我又说这句话时，一位进修医师说："老师，您这不是把原来的东西都否定了吗？"我说："不是否定，是肯定，是拨乱反正、平反昭雪。"为什么不能量呢？我们不妨先仔细读一下《灵枢·经水第十二》黄帝与岐伯的一段问答：

> 黄帝曰：夫经脉之小大……可为量度乎？岐伯答曰：其可为度量者，取其中度也，不甚脱肉而血气不衰也。若失度之人，痟瘦而形肉脱者，恶可以度量刺乎？审切循扪按，视其寒温盛衰而调之，是谓因适而为之真也。

这句话说明，每个人的经络和穴位其位置都有差别，就像世界上 80 亿人口没有一个完全相同的人是一个道理，每个人的五官长的都不一样，有的人心脏会出现异位，不少人的桡动脉会出现"反关"，书本说的经络走行和穴位的位置，只是说的大概位置。例如内关穴在腕后 2 寸，就一定是 2寸吗？有的人可能是 1.99 寸，有的人则可能是 2.01 寸。书本上说个整数是为了方便大家记忆，如果按照书上说的尺寸去量经络穴位，与用一把尺子给全世界的人只做一个尺寸的衣服穿不是同样的愚蠢可笑吗？

对于经络穴位人人有异的问题，《灵枢》上说得很清楚，如我们前面曾引用过的一句原文说经络"视之不见，求之上下，人经不同，络脉异所别也"，说的就是这个问题。因为"人经不同，络脉异所别"，所以每个人穴位的位置也就会不一样。那么怎么样才能取准穴位呢？最常用的方法就是找穴位，方法是"审切循扪按"，中医叫"揣穴"。例如《灵枢·背俞第五十一》取背俞穴的方法是"皆挟脊相去三寸所，则欲得而验之，按其处，应在中而痛解，乃其腧也"。这个"所"字，并不是"处所、地方"的意思，而是"约略估计之数"，相当于"许"，如《史记·滑稽列传》："从弟子女十人所，皆衣缯单衣，立大巫后。"所以"三寸所"就是三寸左右的意思，取穴的时候应该在三寸左右找反应点——按之有疼痛、酸楚、快感等感觉，这才是穴位之所在。《灵枢·五邪第二十》也说："以手疾按之，快然，乃刺之。"《素问·缪刺论篇》又言："先以指按之痛，乃刺之。"只有把穴位找准了，针刺时才能如《灵枢·九针十二原第一》所说："无针左右，神在秋毫。"也才能如《灵枢·官能第七十三》所说："得邪所在，万刺不殆。"

记得多年前我曾看过一篇论文，是用数学的方法研究穴位，根据书上的记载，他结合数学理论，发现某三个穴位之间的位置关系是等边三角形，某四个穴位之间的位置关系是正方形或平行四边形等，这些探索固然有新意，但因为他不知道每个人的穴位位置不一样，穴位之间的位置关系也是因人而异，所以其结论自然也就不足为凭了。2005年，我还看到一则报道，说某发达的西方国家最新的研究结果表明，针刺穴位点和非穴位点结果没有显著性差异，我想，他们用非常科学严谨的实验方法，用一把精密的尺子严格量出来的穴位是真正的穴位吗？正所谓"皮之不存，毛将焉附"？

切诊辨经的第三个方法是切脉象。切脉象又叫诊脉、摸脉，是中医诊病的重要方法，据脉而刺是《灵枢》重要的观点。如《灵枢·九针十二原第一》说："凡将用针，必先诊脉，视气之剧易，乃可以治也。"

33

在《内经》中，诊脉的方法有三种：一是独取寸口，即现在常用的诊脉法；二是取寸口脉和人迎脉；三是取三部九候脉。如《素问·三部九候论篇》就是专门讲通过候九个部位的脉象来辨别疾病属于哪个经脉脏腑，比较麻烦；《灵枢·终始第九》和《灵枢·经脉第十》都详细讲了通过对比寸口脉和人迎脉的大小强弱来辨别病在哪条经脉的方法。以上两种诊脉辨经法现在已少有人运用，但很值得挖掘。如南京中医药大学赵京生教授就对寸口人迎诊法进行过临床验证。

切脉是比较难学的。我从1980年开始学医时就试着切脉，每一个病人至少要反复摸二三分钟，但实话实说，摸了十多年还是摸不出病来，最多能分出个浮、沉、迟、数、滑、涩就不错了。这几年感觉就不一样了，有些病是完全可以摸出来的，但直到现在，我还是只能用右手才能摸出来，左手就不行。为什么呢？因为摸脉是个技术，体会的就是手指下的这种细微的感觉，用文字是很难描述出来的。我们现在经常听流行歌曲，听得多了，是哪位歌星唱的歌你就是闭着眼也能马上听出来，摸脉就是这个道理，某种病你摸得多了，你就自然知道这种病是什么脉象了。

只看摸脉的书是学不会摸脉的。春节前有一位同行因声音嘶哑请我开方，我为她诊脉后问她是不是左下腹痛。她感到很惊奇，就问我如何学摸脉，我说你首先把二十八脉全部记住，再仔细看看张仲景《金匮要略·五脏风寒积聚病》最后一段讲的脉候部位，然后一边摸脉一边逐渐学会把二十八脉全部忘记，可能就会摸了。张仲景说微下关积少腹，脉出左积在左，你的脉就是左关下异常，所以自然病在左侧少腹。脉书上讲的脉象，打个比方就像是把几百个歌星唱歌的特点用文字写出来，你看了这些文字描述，然后再和某个歌星对号入座，你能对上号吗？肯定不行，因为再好的文学家也不可能把每个歌星唱歌的细微区别用文字准确地描述出来。

现在学中医的不少人，因为自己在脉象上下功夫不够，看到或听说别人能摸出来，就表示怀疑甚至冷嘲热讽，这是不对的。我的体会是，中医的临床在很大程度上是技术，技术只看书是绝对不行的，必须反复实践体会，才会功到自然成。例如针灸和摸脉，就像是骑自行车，一般人骑了一辈子车，也只会双手扶把向前走，拐弯急了，还会不小心摔一跤；而专门练骑车的人，可以单手撒把、双手撒把、倒着骑，甚至可以在钢丝绳上骑独轮车。自己不会摸脉却怀疑别人的人，与只会在平地上双手骑自行车却嘲笑在钢丝绳上骑独轮车的人不正是一个道理吗？

（3）望诊辨经

通过望诊就知道病在何经何部，这可不是一般的医生就能做到的，所以对于《史记·扁鹊仓公列传》记载的扁鹊望齐桓侯色的故事，连医圣张仲景都大发感慨："余每览越人入虢之诊，望齐侯之色，未尝不慨然叹其才秀也。"我的一位大学同学现就职于中国中医科学院，是著名伤寒专家刘渡舟先生的高足，后又参加国家级名老中医带徒。因我对带他的名老中医不太了解，便问其老师所长，他说老师是临床家，看病很有水平，这三年非常有收获。当我问起其跟师最大的体会时，他沉思了片刻，说了八个字："能合脉色，可以万全。"我知道这是《内经》上的一句话，但我再次听到从他口中说出这句话时，我感到的是其中沉甸甸的分量。

望诊知病，看似不可思议，实际上从经络的角度看，并不难理解。经络组成的网状动态系统遍布人体内外上下，外邪侵犯人体多从经络穴位而入，内在的脏腑病症也会通过经络穴位表现于体表，所以通过仔细观察经络穴位就会知道是哪儿的问题了。《灵枢·经脉第十》所载"凡此十五络者，实则必见，虚者必下，视之不见，求之上下"，说的就是经络望诊；《灵枢·五变第四十六》："欲知其高下者，各视其部。"说的也是望诊。望诊最主要的部位是面部，为什么是面部呢？有人说主要是面部暴露在外望之方便，实际上不是如此，主要是全身经络都要上头面，如《灵枢·邪气脏腑病形第四》说："十二经脉，三百六十五络，其血气皆上于面而走空窍。"至于如何望面部，《灵枢·五阅五使第三十七》和《灵枢·五色第四十九》有专篇论述，感兴趣者不妨详观。

我在临床上发现，如果病人肝俞隆起（多见于左侧肝俞），证属肝火无疑；肾俞、太溪望之凹陷，病人肯定肾虚。此外，还可通过观察针入穴位后针孔的形态辨别经络的虚实，如针足三里后针孔出现凹陷，说明病人胃经气虚，针几次后，若针孔凹陷的时间短了或针后几秒即平复，说明胃气渐复，病情好转。近年来我曾用数码相机拍了不少表现针孔状态的照片，很有进一步研究的必要。可见望诊诊病与经络密不可分，所以宋代名医窦材在《扁鹊心书》中一言道破天机："昔人望而知病者，不过熟其经络故也。"

上面所提到的问诊辨经、切诊辨经和望诊辨经，常常配合应用。这就是《灵枢·邪气脏腑病形第四》所说："见其色，知其病，命曰明；按其脉，知其病，命曰神；问其病，知其处，命曰工……故知一则为工，知二则为神，知三则神且明矣……能参合而行之者，可以为上工。"只要熟练和正确地应用经络辨证，就会如《灵枢·外揣第四十五》所说："合而察之，切而验之，见而得之，若清水明镜之不失其形也。"透过经络，一切的病兆便都察之详明，了如指掌了。

上面曾提到脏腑辨证和经络辨证都应该和八纲辨证结合确立治则和治法，下面简要谈一下如何结合。八纲是指阴阳、表里、寒热、虚实，其与针灸的结合是阴证宜灸，阳证宜针；表证浅刺，里证深刺（病有浮沉，刺有浅深；在筋守筋，在骨守骨）；寒者留之，热者疾之（刺诸热者，如以手探汤；刺寒清者，如人不欲行）；虚则补之，实则泻之。

知道了病邪在何经，该针何穴，当用何针刺手法，取得好的疗效也就在意料之中了，所以《灵枢·官能第七十三》说："得邪所在，万刺不殆。"

四、一针疗法与多米诺骨牌

我的一位同事性格耿直，当她听说一些肩周炎我只针一针就可以立即见效时，当着我的面就直说不可能，等她当面见我治疗肩周炎可以一针见效时，既不得不信，又觉得不可思议。为什么许多病只针一针就会取得很好的疗效呢？我想，这可能与"多米诺骨牌效应"有相似之处。

提起多米诺骨牌，还要从我国的宋朝开始说起。据说宋宣宗二年（公元1120年），民间出现了一种名叫"骨牌"的游戏。这种骨牌游戏在宋高宗时传入宫中，随后迅速在全国盛行。当时的骨牌多由牙骨制成，所以骨牌又有"牙牌"之称，民间则称之为"牌九"。1849年8月16日，一位名叫多米诺的意大利传教士把这种骨牌带回了米兰，作为最珍贵的礼物送给了小女儿。多米诺为了让更多的人玩上骨牌，制作了大量的木制骨牌，并发明了各种玩法。不久，木制骨牌就迅速地在意大利及整个欧洲传播，骨牌游戏成了欧洲人的一项高雅运动。后来，人们为了感谢多米诺给他们带来这么好的一项运动，就把这种骨牌游戏命名为"多米诺"。到19世纪，多米诺已经成为世界性的运动。在非奥运项目中，它是知名度最高、参加人数最多、扩展地域最广的体育运动。从那以后，"多米诺"成为一种流行用语。在一个相互联系的系统中，一个很小的初始能量就可能产生一连串的连锁反应，人们就把这种现象称为"多米诺骨牌效应"或"多米诺效应"。

《发明与创新》杂志2005年发表了一篇文章，文章名叫《威力惊人的多米诺骨牌效应》，可能对我们理解一针疗法的机理有所帮助。文章是这么说的：

将骨牌竖立排列，使前一张倒下时可以够着后一张。由于骨牌竖着时，重心较高，倒下过程中，将其重力势能转化为动能，它倒在第二张牌上，这个动能就转移到第二张牌上，第二张牌将第一张牌转移来的动能和自己倒下过程中由本身具有的重力势能转化来的动能之和，再传到第三张牌……所以每张牌倒下的时候，具有的动能都比前一张牌大，因此它们的速度一个比一个快，也就是说，它们依次推倒的能量一个比一个大。这就是大名鼎鼎的多米诺骨牌效应。

多米诺骨牌效应产生的能量十分巨大，有人曾轻轻地动一下手指就成功推倒了 340 多万张骨牌，这些骨牌需要几辆大卡车才能拖得动。在此之前，一个荷兰人也曾推倒过 297 万张骨牌。骨牌瞬间依次倒下的场面蔚为壮观，令人惊叹，其中蕴含着一定的科学原理。哥伦比亚大学物理学家 A·怀特海德曾经制作了一组骨牌，共 13 张，第一张最小，长 9.53 毫米，宽 4.76 毫米，厚 1.19 毫米，还不如小手指甲大。以后每张体积扩大 1.5 倍，这个数据是按照一张骨牌倒下时能推倒一张 1.5 倍体积的骨牌而选定的。最大的第 13 张长 61 毫米，宽 30.5 毫米，厚 7.6 毫米，牌面大小接近于扑克牌，厚度相当于扑克牌的 20 倍。把这套骨牌按适当间距排好，轻轻推倒第一张，必然会波及第 13 张。第 13 张骨牌倒下时释放的能量比第一张牌倒下时整整要扩大 20 多亿倍。多米诺骨牌效应的能量是按指数形式增长的，若推倒第一张骨牌要用 0.024 微焦，倒下的第 13 张骨牌释放的能量可达到 51 焦。可见多米诺骨牌效应产生的能量的确令人瞠目。不过 A·怀特海德毕竟没有制作更多的骨牌，因为只需制作到第 32 张骨牌，它就将高达 415 米，是纽约帝国大厦高度的 2 倍。如果真有人制作了这样的一套骨牌，那么摩天大厦就会在一指之力下轰然倒塌！

经络系统是一个组织联系非常有序的系统，其严密性绝不亚于多米诺骨牌。一针疗法之所以能通过针刺一个穴位激发整条经的经气而取得良好疗效，我想，大概与多米诺骨牌的连锁反应有着异曲同工之妙吧。这也正是"经脉所过，主治所及"和"宁失其穴，勿失其经"的道理所在。

五、经络病症的一针疗法举要

1. 头痛

头痛是临床上最常见的疼痛症状，绝大部分人一生中都曾有过不同程度和不同类型的头痛。从西医学看，头痛可见于多种急慢性疾病中；从中医学看，可分为外感头痛、肝阳头痛、肾虚头痛、血虚头痛、瘀血头痛、痰浊头痛等；从经络学看，后头痛为太阳经头痛，一侧或两侧头痛为少阳经头痛，前额痛为阳明经头痛，巅顶头痛为厥阴经头痛。针灸治疗头痛有很好的止痛效果，一般是局部取穴配合循经远取。下面仅介绍我在临床上运用一针疗法治疗头痛的体会。

（1）头维

治疗经前期头痛，针刺疗效不好，需用三棱针点刺出血。如多年前曾治一例，一天中午临下班时一位 20 岁左右的女学生来诊，诉头痛剧烈，难以忍受。仔细观察其脸部，尚有因疼痛而哭的痕迹。问其部位，她用手一捂右侧耳朵的前上部说："就是这儿。"我以为是偏头痛，且因诊室急于关门，便即刻按常规为其针患侧的头维、丝竹空，透率谷、风池、中渚、侠溪，用泻法。等留针 20 分钟起针后，病人说："大夫，怎么不管用啊？"我说："你头痛多长时间了？"她说："好多年了啊！"我说："好多年的头痛针一次就是不一定管用。"她说："我上次痛的时候其他大夫怎么给我治一次就不痛了？"我一听这里面有问题，便又问："你多长时间痛一次？一次痛多长时间？"她说："一个月痛一次，一痛就是二三天。"听到这儿，我明白了，便又问："是不是和月经有关系啊？"她说："对啊！就是来之前疼痛，来了就没事了。"我说："好吧，我再给你扎一针。"便取三棱针在其头维穴处点刺，用手挤血，血变而止，前后治疗不过 5 分钟。治疗完毕后，她笑着说："大夫，一点也不痛了。"称谢而去。

事后跟着我进修和实习的医师问我："为什么已针过头维无效，再用三棱针点刺出血就有效？"我说："《素问·上古天真论篇》说得很清楚：'女子……二七而天癸至，任脉通，太冲脉盛，月事以时下……七七任脉虚，太冲脉衰少，天癸竭，地道不通。'可见女子月经与冲、任二脉息息相关，尤其是冲脉，因为冲为血海。而冲脉与足阳明经关系极为密切，如《灵枢·海论》曰'冲脉者为十二经之海，其输……下出于巨虚之上下廉'，上、下巨虚都在足阳明经上，《灵枢·经脉第十》亦说足阳明经主'血'所生病，又因冲脉隶于阳明，并足阳明经上行，所以月经前血海有余，冲脉有热，冲脉血热循足阳明经上冲，头痛乃作。月经来潮，血热随经血下泄，故其痛自止，此与《伤寒论》热入血室之'血自下，下者愈'是一个道理。《灵枢·卫气第五十二》曰：'能知六经标本者，可以无惑于天下。'头维穴是足阳明经最高的一个穴位，又是足阳明经的标穴之所在，所以其疼痛是以头维穴为中心，一开始误认为偏头痛是不对的。足阳明胃经是多气多血之经，此疼痛病在血不在气，用针之法，当辨在气与在血，气血不同，治法亦异，故《灵枢·寿夭刚柔第六》曰：'有刺营者，有刺卫者……刺营者出血，刺卫者出气。'前者在头维针刺，刺卫调气也，然此病并不在气，是以无效；后者三棱针刺血，刺营调血也，血热既出，疼痛自止。"

头维穴（ST 8）是足阳明胃经的第 8 个穴位，在额角发际直上 0.5 寸，见图 1。

（2）肓俞

用此穴治疗用脑过度所致肾虚冲气上逆引起的头痛，喜欢重按者。此种头痛，时作时已，每遇用脑过度或房事过频后发生或加重，头部昏痛或涨痛，或呈搏动性疼痛，喜欢用手指等重力按压，按之稍缓者，病属肾虚，但疼痛较甚且伴有动脉搏动者，多属肾虚冲气上逆，可用大指指腹以指代针用力按压肓俞穴，可使疼痛缓解。但本病治本之法，尚需休息大脑，节制房事，再以补肾中药调治。

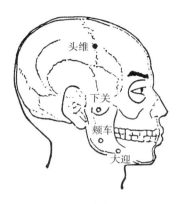

图 1 头维穴

至于取效之理，肓俞（KI 16），在肚脐旁开 0.5 寸，属肾经穴，又为冲脉所过之处，且肚脐深处又为人体元气所聚之所（详见拙著《中医脐疗大全》），按之可补肾降冲，故疼痛有暂缓之效。肓俞位置见图 2。

此外，太阳疼痛可针束骨，阳明头痛可针中脘，少阳头痛可针侠溪，厥阴头痛可针太冲，因一般针灸医师皆知，不再详述。

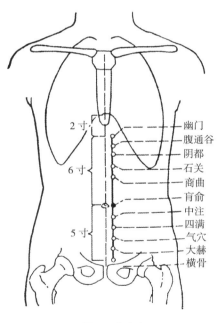

图 2 肓俞穴

附记用柴胡桂枝汤治愈顽固性头痛 1 例，以为经络辨证之佐证并供同道参考。

20 多年前，笔者刚上大学三年级，时值暑假在家，本家族一位大娘患剧烈头痛，遂壮着胆子去其家诊治。言头痛已 10 余年，每年农忙季节劳累过度汗出受风必发，发则头痛剧烈，不可忍受，甚至抱头痛哭或以头撞墙，半月后疼痛稍缓但痛处又开始肿，每发则一月余方止，每年必发，少则一次，多则数次，屡治无效。此次发作刚开始。当时我还未实习针灸，也不敢盲目下针，先用偏方苍耳嫩心煎服 3 服，毫无寸效，继用在杂志上摘录的治头痛方三生饮（生川、草乌、生白附子等）原方久煎 3 服与服，依然无效。无奈只好翻看当时带回家中的几本书，其中一本是权依经的《古方新用》，书中记载若头痛剧烈，前额与后项抽掣作痛者，因前额属阳明经，后项属太阳经，是邪气入阳明而不得，出太阳而不能所致，可用柴胡桂枝汤从少阳转枢邪气而出。看到此记载，急忙跑进病人家，仔细相问疼痛部位及性质，恰好符合。乃处柴胡桂枝汤原方 3 服，待拿药回来，忽又想起方中半夏与前方川草乌相反，因无经验，当天未敢服用。翌日亲自煎药与服，1 剂痛减，3 剂痛止，又服 6 剂。痛未再作，虑其体虚，乃嘱其买两盒八珍益母丸与服。至今 20 多年来，一直未复发。

2. 眉棱骨痛

眉棱骨痛针灸临床上偶有所见。足太阳膀胱经行于眉头处，足阳明胃经行于前额，所以眉棱骨痛有外感内伤之分。因于外感者，是"伤于风者，上先受之"，风寒或风热外袭眉骨，经络不通，发为疼痛，起病较骤，可伴有外感症状，病在足太阳膀胱经；因于内伤者，胃中浊热循经上冲，发为疼痛，饮酒或食后可加重，舌红苔黄，脉多滑数，病在足阳明胃经。亦有内有浊热外感风邪者。李东垣《兰室秘藏》所载选奇方（防风、羌活、甘草各 9 克，酒黄芩 3 克，水煎服）为治疗眉棱骨痛的专方，疗效颇佳，亦是取其祛风清热降浊之功。笔者在临床上常用以下穴位，取效甚捷，往往针入疼痛即可缓解。

（1）昆仑

昆仑是足太阳膀胱经的经穴，主要治疗风寒或风热外袭所致的眉棱骨痛，一侧疼痛取同侧，两侧都痛取双侧，先用拇指按压昆仑穴，同时让患者反复用力睁眼闭眼皱眉以活动疼痛处，按压 30 ～ 60 秒钟；若疼痛减轻，再行针刺，用提插捻转泻法，同时让患者继续活动眉部疼痛处，留针 30 分钟。一般针后疼痛即能缓解。若疼痛缓解不明显，则属胃热上攻，起针后再针

麦粒肿我还从来没见过，我也不是眼科专家，只能治治看。查看了一下孩子的肩胛区，出乎意料的是没有明显的反应点。经仔细询问诊查，孩子舌质红，苔稍厚，腹部温热，大便 1～2 日一行，质硬味臭，显系脾胃积热之象，当是过用抗生素等寒凉过甚，凝滞气血，致硬结久而不消。但为何发于上睑？也可能与眼睑皆属脾胃所主，且《灵枢·经筋第十三》载"足阳明之筋……上合于太阳"有关。便在其背俞脾俞、胃俞及足中趾趾腹点刺出血，隔日 1次；另用吴茱萸醋调贴足心涌泉穴，1 日 1 换，以引火下行；再处清泻脾胃积热及软坚散结之汤药内服。针灸 6 次后，未见明显消退，因针刺时患儿哭闹较甚，且出血颜色已正常，便未再刺，继用内服外贴，前后治疗 2 月余，硬结完全消失，未留任何痕迹。

4. 牙痛

牙痛是临床常见的疼痛症状，多因牙齿与牙周局部组织疾患所引起。一般可分为火牙痛和虫牙痛两大类，火牙痛又分为风火牙痛、胃火牙痛、虚火牙痛三种，虫牙痛即龋齿牙痛。中医学认为，"齿为肾之余，龈为胃之络"，所以牙龈痛肿多属胃火，应清胃；牙齿松动而痛多属虚火，应滋肾。

从经络学角度看，手阳明大肠经入下齿中，足阳明胃经入上齿中，所以下牙痛多取大肠经穴位，上牙痛多取胃经穴位。

（1）翳风

治疗风火牙痛。风火牙痛的特点是牙痛遇风发作或加重，遇冷痛减，受热加重，或伴有恶寒、发热等症状，多见于急性牙髓炎与根尖周炎初期。

用翳风治风火牙痛是笔者从著名针灸专家彭静山教授《针灸秘验》一书中看到的，用于临床，果然常有针入痛止之效。究其理，翳风属三焦经穴，针之可泻三焦之火，又是祛风要穴，针治牙痛可直达病所，所以对风火牙痛有良效。

翳风（SJ 17）是三焦经的第 17 个穴位，在耳朵的后下方，耳垂后方的凹陷中，见图 7。

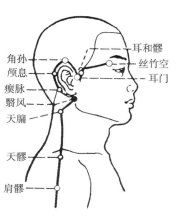

图 7 翳风穴

45

（2）内庭

治疗胃火牙痛。胃火牙痛的特点是疼痛剧烈，牙龈红肿，可伴有口渴、口臭、尿黄、便秘、舌苔黄腻等胃热症状，多见于冠周炎、化脓性根尖周炎。

内庭是足阳明胃经的荥穴，性擅清热；又，按五输穴生克补泻法，胃经实证当取厉兑，因厉兑穴浅不好用手法，所以根据"泻井当泻荥"的原则，可改用内庭，针时用泻法。此穴对多数胃火牙痛有效，若胃火较甚，可加刺下关、颊车等穴；如加服清胃散等清热泻火解毒中药，标本兼治，效果更好。同时应嘱禁食辛辣、牛羊肉等性温助火之品。

内庭（ST 44）是足阳明胃经的第 44 个穴位，位于足背第二、三趾间缝纹赤白肉际处，见图 8。

（3）太溪

治疗虚火牙痛。虚火牙痛的特点是牙齿隐隐作

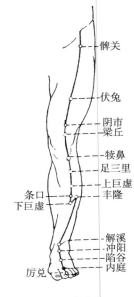

图 8　内庭穴

46　痛，程度较轻，午后与夜间或过性生活后可能加重，牙龈多不红肿，常出现牙齿松动、咬物无力或牙龈出血。可伴有腰酸、口干咽燥、舌红少苔、脉细数等阴虚火旺症状。多见于老年人慢性牙周病，但年轻人患虚火牙痛者也时有所见。

齿为肾之余，所以牙齿疼痛多属肾阴不足，虚火上炎。年老体虚、素体禀赋不足或房劳纵欲过度等，均可导致本病。太溪穴位于内踝与跟腱之间的凹陷中，别名吕细，是肾的原穴，有补肾阴、降虚火之功，故虚火牙痛用之最宜。如《通玄指要赋》说："牙齿痛，吕细堪治。"针刺时，一般多取双侧用补法。笔者发现，肾虚病人太溪穴处外观多呈凹陷，按之虚软，针后针孔处也呈凹陷，肾虚越厉害，针孔凹陷的程度就越明显，时间就越长；随着肾气的恢复，针孔凹陷的程度和时间也随之减轻和缩短，甚至消失。

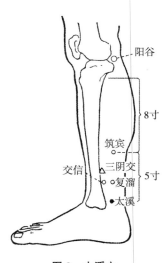

图 9　太溪穴

此外，笔者还发现，不少虚火牙痛是酉时（下午 5 ～ 7 点）发作或加重，可于发作前针太溪，往往针后牙痛即不再发作，继针数次，可不复发，详见第三章《时间性病症的一针疗法》。

太溪（KI 3）是足少阴肾经的第 3 个穴位，在内踝与跟腱之间的凹陷中，见图 9。

（4）大杼

治疗龋齿或虚火牙痛。20多年前，张善忱老师在给我们讲授针灸学时谈到，他自己曾患牙痛，先针常用穴位不效，后想到齿为肾之余，肾主骨，而骨会大杼，所以便自己按压大杼穴，结果按之牙痛即止。10 年前，我去我的一位老师家，老师的老伴也是高级知识分子，对针灸也有研究，他笑着对我说："我现在水平比你老师都高了。我发现了一个治疗牙痛的穴位，就在后背，我牙痛你老师给我扎针没止住，我自己一按这个穴位就不痛了。"我仔细看了看这个穴位，正是大杼穴。

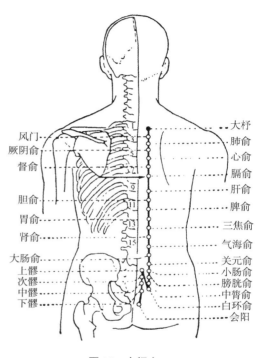

图 10　大杼穴

可惜这两位老师现在都已作古，当时也没仔细相问是属于何种牙痛，现在想来，当是龋齿或虚火牙痛，请大家今后一并验证。

大杼（BL 11）是足太阳膀胱经的第 11 个穴位，在第 1 胸椎棘突下旁开 1.5 寸，见图 10。

（5）偏历

治疗各种牙痛，尤其是龋齿牙痛，用其他穴位不效时，此穴往往有效。

记得笔者刚参加工作时，一位针灸老师因牙痛而去口腔医院就诊，当时问他为何不自己针灸，他说针灸只治火牙痛，对龋齿牙痛无效。之后看了一些针灸书也是这么说的。10 多年前，笔者患龋齿牙痛，疼痛较剧，因想正好借此机会验证一下针灸是否有效，便未服用任何药物，自己遍针合谷、内庭、太溪、颊车、下关、耳门、丝竹空、三间等穴，连针2天，一天上述穴位轮换针刺数次，毫无疗效。后又从古书中看到，在阳溪穴贴大蒜可治牙痛，便于临睡前将大蒜捣烂如泥状敷于阳溪穴上，再用胶布固定，翌晨醒来时，牙痛已全消，所贴阳溪穴处晚上虽未觉疼痛，但将大蒜取下时发现已经起了不少小水泡，之后牙痛一直未作，但阳溪穴处水泡20多天才完全好，至今双手阳溪穴处还留有发泡的瘢痕。有了自己这次经历后，我一方面认为针灸治龋齿牙痛确实无效，另一方面也将阳溪贴大蒜之法在讲课时广而告之，从反馈的情况来看，对大部分牙痛有效，但也有少数无效者。

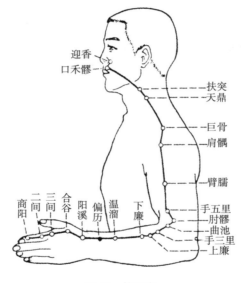

图 11　偏历穴

之后，细读《灵枢》，发现《灵枢·经脉第十》载："手阳明之别，名曰偏历，去腕三寸，别入太阴；其别者……上曲颊偏齿……实则龋聋，虚则齿寒痹隔，取之所别也。"便在临床上有意识地试用偏历穴，结果发现，凡是龋齿牙痛的病人在偏历穴处都有条索状物，并有明显压痛，只要用双手拇指代针用力按压偏历穴处的条索状物，快则数秒，慢则三五分钟，绝大多数患者牙痛即可缓解或消失，至今已治近20例，只有2例止痛效果不明显。

如数年前我在办公室，学校一教授因龋齿牙痛较剧前来请为针灸治疗，先让其坐于沙发之上，发现其两侧偏历穴处均有条索状物和明显压痛，便用两手拇指指腹用力按揉其处，不到数秒，患者即言疼痛已止，为之继按约3分钟，患者称奇并言谢而去。翌日见之，言牙痛未再发作。

这一亲身经历，让笔者感受最深的就是《灵枢·九针十二原第一》所说的两句名言："或言久疾之不可取者，非其说也。""言不可治者，未得其术也。"身为临床医生，对常规治疗效果不理想甚至无效的病，是心安理得地认为这些病就是没有好办法，还是孜孜以求地去不断研究和探索呢？

偏历（LI 6）是手阳明大肠经的第6个穴位，在前臂背面桡侧的下段，阳溪穴与曲池穴的连线上，阳溪穴上3寸，见图11。

5. 落枕

落枕是由于睡眠时枕头高低不适，或头颈部姿势不良，或颈肩部感受风寒，引起颈肩部软组织痉挛疼痛，活动受限的病证。多于晨起时发现，觉颈项部疼痛，脖子不能前后俯仰或左右摇摆转动。如果经常发生落枕，往往是颈椎病的表现。

从经络角度看，后项为太阳经所过，侧项部为少阳经所过。所以后项部疼痛或压痛明显者病在太阳经，一侧疼痛或压痛明显者病在少阳经，应分别取下穴治疗。

（1）后溪或束骨

治疗太阳经落枕，即后项部疼痛或压痛明显的落枕，多见于仰卧睡眠而落枕者。后项部有三条经脉通过，分别是手足太阳经和督脉。督脉行于后正中线，临床所见，单纯病在督脉者甚少，所以后项部的落枕一般归属于手足太阳经。

手足太阳经又有区别。《灵枢·经脉第十》载：手太阳小肠经"交肩上……从缺盆循颈……是动则病……颈颔肩……外后廉痛"。请注意上文中是"颈"而不是"项"，即行于颈项部的后外侧，距离后正中线稍远。而足太阳膀胱经"别下项，循肩髆内……是动则病项如拔……是主筋所生病者……项背……皆痛"。即行于后项部，距离后正中线较近。此外，《灵枢·经筋第十三》载："手太阳之筋……上绕肩胛，循颈出走太阳之前，结于耳后完骨……其病……绕肩胛引颈而痛……颈筋急……"这里说的也是"颈"而不是"项"，"出走太阳之前"就是出走于足太阳经的前面。而"足太阳之筋……上挟脊上项……上结于完骨……其病，项筋急……”与其经脉循行说的都是“项”，即后项部，上连后头，下连后背。此外，据《灵枢·经别第十一》载："足太阳之正……从脊上出于项，复属于太阳。"文以载道，从这个例子也可以看出，《灵枢》用字是多么严谨。

综上，虽然后项部的落枕属太阳经，但严格地说还是有偏于手太阳经和偏于足太阳经之分：如果落枕的症状主要在后项部，距离后正中线较近，甚至牵及后头或项背者，属足太阳经；如果落枕的症状主要在颈项部的后外侧，距离后正中线稍远，甚至牵及耳后及肩胛者，属手太阳经。正因为手足太阳经的落枕有区别，所以《灵枢·杂病》说："项痛不可俯仰，刺足太阳；不可以顾，刺手太阳也。"请大家注意，这儿说的就是"项"了，也就是说，虽然手足太阳经的循行有区别，但总的来说，还是在后项部的。

后溪为手太阳小肠经的输穴，所以主要治疗手太阳经的落枕。但由于后溪穴又为八脉交会穴，通于督脉，手足太阳经脉气又相通，所以只要是后项部的落枕，不管是在督脉或在太阳经，后溪穴都是常用效穴。

束骨是足太阳膀胱经的输穴，所以主要治疗足太阳经的落枕。又因为足太阳主筋所生病，落枕又是筋病，所以用之也有良效。

应用后溪穴与束骨穴治疗落枕时应注意的几点：一是要寻找穴位处的压痛点针刺，二是要配合颈项部的活动。因落枕多见于后项部的一侧，所以可先取同侧穴位，如未完全缓解，再加刺对侧穴位。

如治某男，晨起颈项部疼痛，不敢转动，牵及耳后及肩胛部。查：最主要的压痛点在后项部右侧，临近项颈部交界处（即后面和侧面交界处），辨证病在手太阳经。让病人取坐位，先在右侧后溪穴寻找到一显著压痛点，以指代针按揉，同时让病人活动患部，症状减轻；继用随咳进针法针刺后溪，刺入后沿手太阳经自后溪至病痛处用手指快速来回循叩，随即再让病人活动患部，疼痛明显减轻，活动基本正常；唯用力转头时右侧肩胛区尚有疼痛感，继在其痛处阿是穴刺络拔罐，15分钟后先将罐取下，再让病人活动数分钟后将针取下，一次治愈。

后溪（SI 3）是手太阳小肠经的第3个穴位，在手小指根部的尺侧，第5掌指关节尺侧后下方凹陷处，握拳时横纹头赤白肉际处，见图12。束骨（BL 65）是足太阳膀胱经的第65个穴位，在足外侧，当第5跖趾关节后上方，赤白肉际处，见图13。

（2）悬钟（绝骨）

治疗少阳经落枕，即侧颈部疼痛或压痛明显的落枕，多见于侧卧睡眠而致落枕者。

颈侧部主要是少阳经循行部位。《灵枢·经脉第十》载：足少阳胆经"下颈合缺盆"。《灵枢·经筋第十三》载："足少阳之筋……贯缺盆，出太阳之前，循耳后……其病……颈维筋急……"悬钟（GB 39）是足少阳胆经的穴位，又叫绝骨穴。对于此穴的定位，有两种意见：一种认为位于外踝上 3 寸，腓骨前缘；另一种认为位于外踝上 3 寸，腓骨后缘。笔者认为应该是前缘，见图 14。为什么呢？《针灸甲乙经》说得

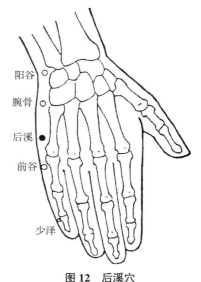

图 12 后溪穴

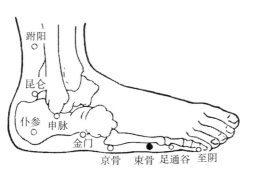

图 13 束骨穴

很清楚："外踝上三寸动者脉中，足三阳络，按之阳明脉绝乃取之。"阳明脉即跗阳脉，很显然，只有在腓骨的前面按才能使阳明脉绝。

多年前，一位同事落枕，自针后溪不效。仔细检查其疼痛和压痛均在右侧颈部，不在后项部，辨证属少阳经，故取右侧绝骨穴处压痛点按揉，并令其活动患部，疼痛稍缓；继用针刺之，随咳进针，活动患部，疼痛减轻大半，活动明显改善；继续留针 30 分钟，其间每隔 5 ~ 10 分钟行针一次，并断续活动患部，起针后，疼痛消失，活动正常。

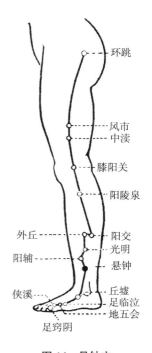

图 14 悬钟穴

此外，落枕也可选用落枕穴、中渚及耳穴颈项部反应点，也有较好疗效。落枕穴也主要用于少阳经的落枕，其道理可参见"急性腰扭伤的一针疗法"中腰 1 ~ 腰 5 穴的用法部分。

6. 颈椎病

颈椎病是指颈部骨骼、软骨、韧带的退行性变或者劳损等而累及周围或邻近的脊髓、神经根、血管及软组织，并由此而引起的一组症候群。可分为神经根型、脊髓型、交感神经型、椎动脉型、混合型颈椎病。

颈椎病是临床上的常见病，多发于中老年人，与长期低头作业、伏案工作等有关。它的主要症状是颈部疼痛不适，放射至枕肩部和上肢，上肢乏力，手指麻木。少数病人有下肢僵凝、绵软，如在棉花上行走等症状；有些病人出现头痛、头晕、视力减退、耳鸣、恶心；有的出现大小便失禁、性功能障碍，甚至四肢瘫痪；还有的出现面部发热、出汗异常、突然跌倒等症状。

中医学认为，颈椎病病在骨筋，本为肾虚。从经络辨证来看，主要与督脉、肾经和膀胱经有关。

52

（1）束骨

《灵枢·经脉第十》载："膀胱足太阳之脉……从巅入络脑，还出别下项……是动则病……项如拔……是主筋所生病者……项背……皆痛。"《灵枢·经筋第十三》载："足太阳之筋……上挟脊上项……其直者，结于枕骨……项筋急。"可见足太阳膀胱经和经筋均行于后项部，"项如拔""项筋急"和"项背痛"也都是颈椎病的最常见的症状。所以颈椎病颈项部症状明显者，当首取足太阳膀胱经穴。足太阳阳气较多，又主筋所生病，"阳气者，柔则养筋"，所以对于久坐伏案，项部筋肉有条索状物或活动不灵活的"项筋急"型颈椎病，用之最宜。

束骨为足太阳经输穴（见图13），《灵枢·邪气脏腑病形第四》说："荥输治外经。"《难经·六十八难》说："输主体重节痛。"又，按全息理论，束骨亦是颈椎对应部位，所以针束骨最为相宜。

（2）昆仑

《灵枢·口问第二十八》说："邪之所在，皆为不足。故上气不足，脑为之不满，耳为之苦鸣，头为之苦倾，目为之眩……补足外踝下留之。""足外踝下"有两种说法，一般指仰卧位时的足外踝下，即昆仑穴（见图3），也有认为是指站立位的足外踝下即申脉穴。上述症状，常见于椎动脉型颈椎病，结合足太阳经脉及经筋行于脊项部，此类颈椎病可针足太阳之经穴昆仑。

张士杰老师尤其擅长用昆仑和腕骨治疗诸多肌肉、肌腱、筋膜、关节囊、韧带、腱鞘滑液囊、椎间盘纤维环、关节软骨盘以及周围神经等组织，因直接和间接外力作用，或长期劳损所致的各种损伤，常有针入病已的奇效，如所著《古法针刺举隅》载有针昆仑治颈椎病医案一则，兹摘录于下，期与同道共赏张老针法之妙。

> 徐某，女，48岁。2年来，一过性头晕，频频发作。来诊之日发作剧烈，颈部不敢转动，动则欲呕，伴项背部强痛。X线检查示：项后韧带钙化、骨质增生、椎间孔变窄。诊为颈椎病。针双昆仑，晕立已。

（3）后溪

《灵枢·经筋第十三》载："手太阳之筋……循颈出走太阳之前，结于耳后完骨……其病小指支，肘内锐骨后廉痛……腋后廉痛，绕肩胛引颈而痛……颈筋急……"手太阳经脉及经筋行于颈项部，且上述症状可见于神经根型颈椎病，所以对于颈项强痛，牵及肩胛及上肢疼痛麻木者，应取手太阳经穴治疗。

后溪为手太阳小肠经的输穴（见图12），"荥输治外经"，"输主体重节痛"，并且后溪通督脉，按全息理论，后溪也对应于颈项部，所以针后溪尤为适宜。

我用后溪治颈椎病时，多先在后溪穴处的第5掌骨侧找到一条索状物或明显压痛点，用1寸毫针针之，同时令患者活动颈项部，对缓解症状有较好疗效。

（4）腕骨

此为张士杰老师的独到经验，读者可详参《古法针刺举隅》一书。

腕骨（SI 4）是手太阳小肠经的第4个穴位，在手掌尺侧，第5掌骨基底与钩骨之间的凹陷处，赤白肉际，见图15。

（5）太溪

《灵枢·经筋第十三》载："足少阴之筋……循脊内挟膂，上至于项，结于枕骨，

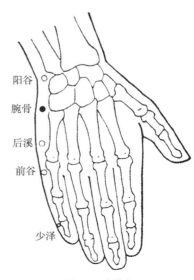

图15 腕骨穴

53

与足太阳之筋合……其病……所过而结者皆痛及转筋。"可见，颈椎病取肾经穴不仅与肾主骨有关，也是经脉所过，主治所及。对于用脑过度或肾虚症状较为明显的颈椎病，用肾经穴位最宜。

太溪为肾之原穴（见图9），为补肾之要穴，既可补肾阴以滋养筋骨，也可温肾阳以柔煦筋骨，故颈椎病有椎间盘病变或骨质增生者，用之最宜，可标本兼治。

（6）大钟

颈椎病本为肾虚，肾经及膀胱经的经筋均行于后项部，所以颈椎病的用穴也主要是膀胱经和肾经。大钟是足少阴肾经的络穴，一穴通肾和膀胱两条经，所以对于颈椎病也尤为适宜。

大钟（KI 4）是足少阴肾经的第4个穴位，在足内侧，内踝后下方，跟腱附着部的内侧前方凹陷处，相当于太溪穴下 0.5 寸稍后，见图 16。

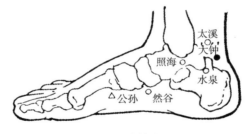

图 16　大钟穴

（7）足跟腱中点

此为董氏奇穴，2005 年在北京召开的国际针灸技法学术会议上，我曾见北京中医药大学耿恩广教授演示过此针法。我在临床很少用此穴，记于此以供同道参考。

7. 肩周炎

肩周炎是针灸临床上的常见病，多发于 50 岁左右的人，以肩部疼痛和活动障碍为主要临床表现。针灸是治疗本病最常用的方法，常规治疗方法是针灸肩部的穴位如肩三针等，配合电针、特定电磁波谱（TDP）照射、拔罐等方法，虽然也有较好的效果，但取效较慢，难收速效。

我在临床上治疗肩周炎常运用一针疗法，但是不同的病人我针的穴位也不一样，常常一针扎下去，许多病人的疼痛立刻缓解，活动即刻改善。

一些亲眼目睹的年轻医师和跟我上门诊的学生经常问我为什么会有如此好的效果，我最常说的一句话便是："《灵枢·九针十二原第一》说得好，或言久疾之不可取者，非其说也。言不可治者，未得其术也。肩周炎的经络辨证方法，早在《灵枢·经脉第十》和《灵枢·经筋第十三》等篇中已经有较详细的论述，我用的一针疗法的方法，多半是从《灵枢》无字中求字悟出来的，只不过是这些记载的现代验证而已。"下面谈一谈我常用的穴位。

（1）阳陵泉

我原来治疗肩周炎，最常用的穴位就是阳陵泉。用阳陵泉治疗肩周炎其他医师早有报道，我也是看了别人的报道后才试用了此穴，果然效果不错。我刚工作没几年的一天下午，本医院的一位老职工因右侧肩周炎来诊，但不巧，她要找的几位老大夫都休班，诊室只有我自己一个人，她便说"要不你给我针针吧"，说着便开始脱上衣。我说："您不用脱，躺在床上就可以了。"我在她左侧的阳陵泉处找了个很显著的压痛点，使劲按压了几下，然后说："您活动一下肩部试试。"她试了下说好了一点。我说"我数一二三，数到三的时候您大声咳嗽同时活动肩部"，等我说到三的时候我把针扎了下去，等病人咳嗽和活动完了后，告诉我："你这个小大夫怎么这么厉害，一针下去，我咳嗽几声就怎么活动也不痛了呢？"

针阳陵泉治疗肩周炎的道理并不难理解，《灵枢·终始第九》说："手屈而不伸者，其病在筋；伸而不屈者，其病在骨。"肩周炎其病就是在筋，阳陵泉是八会穴之一，筋会阳陵泉，可以统治一切筋病，所以就可以用阳陵泉治肩周炎。至于先按压看看有无疗效再扎针，这也是《灵枢》的方法，叫"按已刺"，即按压穴位症状减轻了后再针刺，按压有效，针刺自然效果就更好了。我的体会是，压痛点多在对侧阳陵泉下 0.5 寸再稍后处，具体位置可能会因人而异，这就需要"揣穴"。针刺时让病人咳嗽几声，也不是我的发明，这叫随咳进针，记载于窦杰的《针经指南》，有两个作用：一是转移病人注意力，缓解病人对针刺的恐惧，减轻进针时的疼痛，避免晕针；二是咳嗽可以宣散气血，提高疗效。针刺的同时让病人活动患部，更是取效的关键，这也正是《灵枢·周痹第二十七》所说"故刺痹者……其瘲坚，转引而行之"的具体应用。

找准穴位，随咳进针，用对手法，活动患部，是一针疗法取效的关键所在。

本书所用的一针疗法，一般都是采取这些方法。

我现在治疗肩周炎，只要病人有明显的疼痛点，我就按经络辨证分别用其他穴位，疗效会更好；如果疼痛点不明确，又有活动障碍，就多用阳陵泉。

阳陵泉（GB 34）在小腿外侧，当腓骨小头前下方凹陷处，见图 17。

（2）条口

我早些年治疗肩周炎，除了用阳陵泉外，条口也是常用的穴位。杂志的报道也不少，如张登部教授常用条口透承山穴，简称条山穴，疗效也不错。但对针条口为什么可以治疗肩周炎这一问题，刚开始我是百思不得其解，因为胃经不到肩部，无法用"经脉所过，主治所及"来解释，后来问了不少专家教授，也没有满意的答复。

陈乃明教授治疗肩周炎通常也是只针 1 针，针后往往立即见效，这个穴位就是同侧的解溪。许多进修和实习的医师问陈教授取效的原因，陈教授笑而不答，转而问我。我见陈教授不说，也不便直接回答，便说："我们做个实验吧。胃经的陷谷穴我

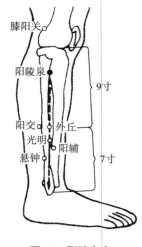

图17　阳陵泉穴

从来没用它治疗过肩周炎，我也没见陈主任您用过，我的预言是针陷谷穴同样有效。"陈教授说："好吧。待会另一个病人来的时候你给他针陷谷看看。"我说："针刺的疗效与手法，关系很大，您的手法比我高明得多，您相信我我也相信您，就请您与针解溪穴同样的手法针陷谷，这样才有说服力。"不一会儿，一位女性肩周炎患者来复诊，陈教授和我相对一笑，让病人坐在床上，七八位进修和实习医师一声不吭地把病人围了个严严实实。陈教授先让病人抬了下肩部让大家看看活动受限的程度，接着一针下去，运针不过十秒，就让病人再抬肩部，结果病人活动幅度立刻明显改善，疼痛也立即缓解了。实验成功后，我说："据我所看到的资料，还有人报道针胃经的另外几个穴位对肩周炎也有效，至于到底为什么，大家都可以去思考。"

下面简要谈谈我的看法。肩周炎又称"冻结肩""漏肩风"，一般书籍认为是由于风寒侵袭肩部，寒凝血瘀，不通则痛，属于实证。我行医之

56

初也是这种看法，但发现用祛风散寒、活血通络止痛的中药内服和外用效果并不理想。之后我又想，肩周炎又叫"五十肩"，为什么会五十岁左右发病呢？为什么年轻人很少见肩周炎呢？后来看的书多了，才知道肩周炎并非纯实证，而是本虚标实证，这个虚主要是肝肾阴虚和阳气虚。

人到 50 岁左右肝肾阴虚，学过中医的人都好理解，但阳气虚有的人就不一定认同。实际上人的衰老不仅是从肾虚开始的，肾虚的同时阳气也虚，特别是阳气最多的阳明胃经也虚，这并不是我的新观点，而是早在《素问·上古天真论篇》就已经说得很清楚了，如女子的衰老过程是"五七，阳明脉衰……六七，三阳脉衰于上……七七，任脉虚，太冲脉衰少"，都与阳明脉衰有关（冲脉并足阳明胃经上行，且冲脉隶于阳明，所以冲脉衰也与阳明脉衰密不可分）；男子的衰老过程是"五八，肾气衰……六八，阳气衰竭于上"，四十八岁以后也是阳气衰。正因为人的衰老是阴精和阳气都衰，所以《素问·阴阳应象大论篇》才说："年四十，而阴气自半也。"这个"阴气"指的就是"阴精"和"阳气"。

经脉分为三阴经和三阳经，三阳经阳气较多，而在三阳经中，阳明经阳气最多，尤其是足阳明胃经，为多气多血之经，其阳气在六阳经中是最多的。《素问·生气通天论篇》说："阳气者，精则养神，柔则养筋。"这就说明，在 50 岁左右，肝肾阴虚筋失所养，阳明气虚筋失温煦，都会出现肩部的不荣则痛和活动障碍，因此，肝肾阴虚和阳明脉虚是肩周炎发病的内在病机。

等我搞清楚阳明脉虚是肩周炎发病的内在原因时，我也就同时明白了针胃经的条口、解溪、陷谷等穴治疗肩周炎为什么有效了，甚至还曾为自己的这一独到见解而暗自得意。但当我有一天重翻叶天士《临证指南医案》时，不禁大吃一惊，为叶天士能先夺我心而拍案叫绝！

还是让我们一起欣赏一下叶天士治的两例肩周炎的医案吧："邹，五旬又四，阳明脉衰，肩胛筋缓，不举而痛，治当通补脉络，莫进攻风。""俞妪，高年阳明气乏，肩胛痛难屈伸。法当理卫阳通补。"

当代已故名医李克绍教授治疗肩周炎重用生白术 30～90 克配熟附子 15 克水煎服，朱良春先生以补肝肾脾胃之法恒愈此病，也是肩周炎属本虚之证的明证。

所以，当肩周炎阳气虚衰表现明显时，条口为常用效穴。

条口（ST 38）在小腿前外侧，当犊鼻穴下8寸，距胫骨前缘一横指（中指），见图18。

（3）鱼肩

鱼肩穴是我发现并命名的治疗肩周炎的一个穴位，在其他的针灸书中查不到。此穴位在鱼际穴向下（拇指方向）约0.5寸赤白肉际处，在第1掌骨桡侧肩部的全息对应部位（全息问题详见本书第四章《生物全息律与一针疗法》一节），可以找到火柴头大小的条索状物，并有明显的压痛点。因为此穴在鱼际附近又能治疗肩周炎，故名鱼肩，见图19。

我第一次用此穴是在10多年前，这一天我记得非常清楚，是农历九月初九的下午，正值济南千佛山山会。

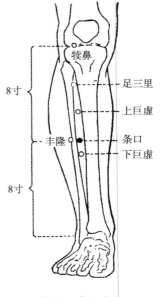

图18 条口穴

一位女性肩周炎患者拿着其他医生开的针灸处方请我针灸（当时四五个医生在一个诊室，只要有处方，本诊室的大夫谁都可以针），并说已针灸半个多月疗效不明显。我看了下针灸处方，是肩三针、阿是、曲池、外关、合谷等常用穴再加电针和TDP照射，针后局部拔火罐，是治疗肩周炎的常规方法，怎么会无效呢？我又仔细检查了一下她的疼痛部位，是在肩的前面，位于手太阴肺经的循行线上，便想在手太阴肺经的远端找一个有压痛的穴位针针试试，结果发现同侧的鱼肩穴处有一条索状物并且压痛非常明显，便用随咳进针法针刺此穴并让病人活动肩部。病人活动了不到一分钟后，突然放声大哭，我从来没见过这种情况，吓了一跳，没想到病人接着对陪她来的家人说："姐姐，今天我们去千佛山山会上烧的香没白烧了，你看我的病原来针了半个多月，每次扎几十针都止不住痛，咱烧了香后只扎一针就怎么活动也不痛了……"听到这些话，我不由自主

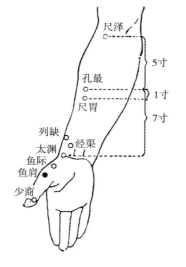

图19 鱼肩穴

58

地笑着摇了摇头，心想，她怎么能想到这是针鱼肩穴的作用呢。

《灵枢·经脉第十》说："肺手太阴之脉……横出腋下，下循臑内……是主肺所生病者……臑臂内前廉痛厥……"《灵枢·经筋第十三》载："手太阴之筋……结肩前髃……其病当所过者支转筋痛……"可见肩周炎疼痛的部位在肩前者，属手太阴肺经经脉和经筋不通，肺经不通不治肺经，针再多的穴位也没用。鱼肩穴就是治疗肩周炎疼痛在肩的前面，经络辨证病在肺经者，因其既对应于肩部，又是经脉所过，主治所及，所以每用必效。

（4）三间

我刚参加工作时，试用第二掌骨侧的全息肩穴治疗肩周炎，效果不错。同诊室一位年长的老师以为我针的是三间穴，告诉我原来张善忱老师生前就经常针三间穴治疗肩周炎。之后我发现，针刺三间穴治疗肩周炎既符合经络理论，又符合全息理论，对各种肩周炎都有一定的效果，尤其是对疼痛在肩髃穴处的肩周炎疗效更好，常一针下去，立即见效。我的体会是：选用针柄或火柴头或者直接用拇指指甲在三间穴处向第二掌骨侧按压，可以找到一个王不留行籽大小的显著压痛点，多数病人还有条索状物。用28 ~ 30号0.5寸毫针（针太细了不行，疗效受影响）先向压痛点斜刺，穿过条索状物后再将针直刺于条索状物和第二掌骨侧之间，同时让病人咳嗽和活动肩部，针后再用手沿着手阳明大肠经自三间至肩髃穴处来回循按敲打数次，然后让患者断续活动肩部，一般留针30 ~ 45分钟。

肩周炎与阳气虚衰有关。在手三阳经中，手阳明经阳气最多，三间穴为手阳明经的输穴，"输主体重节痛"，所以三间对各种肩周炎都有一定疗效。《灵枢·经脉第十》说："大肠手阳明之脉……上肩，出髃骨之前廉……是主津液所生病者……肩前臑痛……"《灵枢·经筋第十三》说："手阳明之筋……结于髃；其支者，绕肩胛……直者，从肩髃上颈……其病当所过者支痛及转筋，肩不举……"现在看来，上文所说的"肩前臑痛""肩不举"正是肩周炎的主要症状，所以三间对辨证属手阳明大肠经的肩周炎疗效最佳。

半年前，本单位一年值五旬男同事因左侧肩周炎来我的办公室求治，言肩周炎月余，肩部疼痛较甚，穿脱衣服较为困难，他医行针灸、推拿、拔罐等治疗一周余没有明显效果。仔细检查，其疼痛和活动受限均以肩髃穴处为甚，病属手阳明经气不通，乃按上法针三间穴，针后疼痛立止，肩部活动幅度也明显改善。患者连连称奇，并建议我今后将治疗过程拍成录像以保存。留针 30 分钟后，我又用冲和罐在肩部为其刮痧，所出的痧点也以肩髃穴处为甚。共治疗 6 次，疼痛完全消失，活动障碍解除。疼痛缓解后我又建议患者加服中药以巩固疗效，处方是重用山萸肉 45 克，稍佐桂枝、桑枝、片姜黄几味通络之品。病人回办公室后，诉说针灸效果并将处方示人，同室有素知医者，不解处方之意，复又执方到我办公室相问。答曰：肩周炎为本虚标实之证，针灸刮痧急治其标也，是以速效。山萸肉一药，《神农本草经》言其主风寒湿痹，张锡纯《医学衷中参西录》言其补益之中大有条畅之性，其曲直汤便是重用此药治疗肝虚腿痛，山萸肉补肝肾、畅经络、温阳气之功正合肩周炎之病机，是以重用，屡用有效，正是缓治其本也。问者频频点头，满意而去。

三间（LI 3）在食指本节（第二掌指关节处）后桡侧凹陷处，见图 20。

（5）后溪

《灵枢·经脉第十》说："小肠手太阳之脉……出肩解，绕肩胛，交肩上……是动则病……肩似拔，臑似折。是主液所生病者……肩臑肘臂外后廉痛。"《灵枢·经筋第十三》说："手太阳之筋……上绕肩胛……其病……绕肩胛引颈而痛。"后溪穴是手太阳小肠经的输穴（见图 12），手太阳小肠经的经脉和经筋均行于肩后部，所以后溪穴主要治疗肩周炎肩后疼痛，甚则疼痛牵及肩胛者，具体取穴与针刺方法与三间穴相同，不再详述。

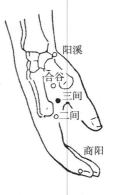

图 20　三间穴

3 个月前某高校领导患肩周炎来诊，询诊其疼痛和压痛点，主要有两处，肩前和肩后各一，病在手太阴肺和手太阳小肠两条经。针前谈起针灸止痛的机理，他说很可能是以针刺之小痛止病痛之大痛，是疼痛转移了。我知道持此说者大有人在，但出于尊敬又不好直言其非，便眉头一皱，计上心来，决意要在他不知的情况下在他身上做个小实验。想到这儿，便说："您再活动一下，试试哪儿最痛。"他活动了几下，用手摸前肩前部说："就这儿。"我便用随咳进针法在其鱼肩穴上扎了一针，稍一行针并循按叩击肺经后，便说："您再活动一下试试。"他活动了几下说："前面不痛了，只觉得后面还有点痛。"我说："这一针只能止前面的疼痛，不能止后面的疼痛，我再给您扎一针试试。"便又给他针了一针后溪穴，

60

再让他活动了几下，他说："后面也不痛了。"我说："中医认为，不通则痛，通则不痛。鱼肩穴通的是肺经，肺经通了，前面就不痛了；后溪穴通的是小肠经，小肠经通了，后面就不痛了。"他听后若有所思地说："看来针灸止痛的道理还远不是我想象的那么简单啊。"类似这样的临床实验，我经常有意为之，并且屡屡成功，目的就是想启发一下大家的思路。

（6）束骨

束骨穴（见图13）治疗肩周炎我最近四五年才用，一是因为一般的肩周炎用前面的几个穴位就能解决了，二是束骨穴在脚上，针起来不如针手上的穴位方便。前几年，一位女性肩周炎患者求诊，我用鱼肩、三间等穴位治疗几次后，她的疼痛缓解，肩部活动也大为改善，活动时只觉肩后部牵及腋下拘紧疼痛，我又为其针了后溪穴，疼痛减轻，但拘紧感依然。我突然想起足太阳膀胱经主筋所生病，按全息理论束骨穴也正对应于肩部，便先用手按压其同侧的束骨穴，压痛非常明显，按压数下后询之肩部症状似有减轻，继用针针之，症状立刻缓解。此病人前后共针8次而愈。

当晚再翻阅《灵枢》（此书我多年来一直置于案头，临睡前常看），看到经筋篇的记载"足太阳之筋……从腋后外廉，结于肩髃……其病……肩不举，腋支……"才恍然大悟，原来古人早已经认识到本病与足太阳经筋有关了。

最后再谈几点治疗肩周炎的体会。肩周炎不论其疼痛和活动障碍的程度如何，牵扯的经脉越少，治疗效果越好。只有一处疼痛者效果最好，一般1次即可明显缓解；如果疼痛范围很大，说明病在多条经，治疗时应首治疼痛最甚的经脉，但一次治疗一般不要超过二穴，用多了效果反而不理想。所以同一肩周炎患者，可能今天针鱼肩，明天就要针三间，总之，辨证病在何经，就针何穴。取穴的准确和针后活动肩部非常重要。若想提高疗效，还可针疼痛处的阿是一穴，在主穴和阿是穴上可通电针。起针时，应先起阿是穴，在主穴行一行针，再让患者活动一下肩部后，最后把主穴的针取出。开始的几次，针后可在疼痛处加拔火罐或刮痧，也可提高疗效。

8. 中风手指拘挛

中风偏瘫是针灸临床上的常见病，主要见于脑出血、脑梗死等脑血管病，病人以偏瘫为主要症状，有的还伴有失语等。许多病人都会出现患侧手指能屈而不能伸的情况，呈拘挛状，一般的针灸方法较难见效。

　　腕骨

　　多年前初识张士杰老师时，曾向其请教中风手指拘挛的针灸治法，他说针腕骨（见图 15）手指可立伸。后遇中风手指拘挛者，试针之，果然针后病人的手指即可马上伸开，屡试屡效。通过此事，我一是对张老的为人和学问更加敬佩，二是对《灵枢·九针十二原第一》所说"或言久疾之不可取者，非其说也"和"言不可治者，未得其术也"这两句话有了更深刻的体会。

　　1999 年，借在青岛承办全国首届针药并用治疗疑难病症学术研讨会和针灸教育研讨会之机，我把张老请到了青岛，张老以《古法针刺举隅》相赠，拜读之余，方知针腕骨治中风手指拘挛出于《针灸甲乙经》，载曰："偏枯，臂腕发痛，肘屈不得伸……五指掣不可屈伸，战忧，腕骨主之。"我以前曾多次读过《针灸甲乙经》，却未曾在意这句话，更没有在临床上验证，同样是读书，差距却是如此之大。

　　至于其取效之理，可能与足太阳主筋所生病，而手足太阳脉气相通，以及《灵枢·终始第九》所言"手屈而不伸者，其病在筋……在筋守筋"有关。

9. 乳腺增生病

　　乳腺增生病是最常见的乳房疾病，以 30 ～ 50 岁的中青年妇女最为常见。其主要临床特征为一侧或两侧乳房出现单个或多个肿块，多数伴有周期性乳房疼痛，且多与情绪及月经周期有明显关系，一般月经来潮前一周左右症状加重，行经后肿块及疼痛明显减轻，且连续 3 个月不能自行缓解。本病既非肿瘤，亦非炎症，而是乳腺导管和小叶在结构上的退行性和进行性变化，主要是由于内分泌激素失调所致。

　　本病属中医"乳癖""乳中结核"之范畴。其病名最早见于华佗的《中藏经》。基本病机是肝脾失调，气滞痰凝。从经脉循行看，足阳明胃经过乳房，足厥阴肝经至乳下，足太阴脾经行乳外侧，足少阴肾经、任脉行乳内侧，冲脉散胸中。所以本病病在胃经，涉及肝、脾、肾及冲、任二脉。

　　人迎

　　在本书的引言中，我曾提及刘玉檀教授对气街四海理论有深入研究，他在退休前指导的 10 余名研究生，也大都是在此理论指导下治疗各种疑难病症，如高泌乳素血症、高脂血症、乳腺增生病、慢性萎缩性胃炎、泌尿系结石等。其中就有人迎穴治疗乳腺增生病。

我们谈一下四海。《灵枢》在天人相应思想的影响下，认为自然界有东西南北四海，人也有四海。《灵枢·海论第三十三》就是专论这一问题的："岐伯曰：人有髓海，有血海，有气海，有水谷之海。"并且四海都有与体表相通的穴位，所以针灸与四海相通的穴位就可以调节四海，治疗四海的病症了。

一次坐专家门诊时，我看了一位 30 岁的男性患者，胸闷烦乱，坐卧不宁，每天必欲走出家门数次，不论走多快多远，都丝毫不觉得累，身体与病前相比，特别有劲。舌尖红赤，舌苔黄厚而腻，脉数。我给病人针百会、神庭等穴，针后在风府穴点刺出血，并以黄连温胆汤加醒脑开窍之牛黄内服。身体比平常轻劲多力，实际上也是一种病态，常见于精神病人，如力逾常人，自过其度，甚则可以登高而歌、弃衣而走。这是髓海有余的典型表现，病位在脑。《灵枢·海论第三十三》说得很清楚："脑为髓之海，其输上在于其盖，下在风府。""髓海有余，则轻劲多力，自过其度。"一些书籍和教材中认为"轻劲多力，自过其度"是好现象，是体质强壮的表现，就是脱离临床实际望文生义的结果，是不对的，所以读经典著作必须结合临床。与髓海相通的穴位上面是头盖部的百会穴，下面是后项部的风府穴，所以取之用泻法。知道了这个道理，所有脑髓的病症不论其虚实，都可以针灸百会和风府，实证用泻法，虚证用补法就行了。扁鹊用百会救虢太子厥，就是用其通脑开窍之功。

用人迎治乳腺增生病也是根据四海理论。"膻中者为气之海，其输上在于柱骨之上下，前在于人迎。"膻中即胸部，其相通的腧穴后面在大椎上下，前面在人迎，所以针灸人迎就可以治疗胸部的所有病症。位于大椎旁的定喘穴可以治疗肺病的喘咳，就是因为有通调气海的作用。

乳房在足阳明胃经循行线上，人迎穴治疗乳腺增生病是经脉所过，主治所及。《灵枢·卫气第五十二》有这样一句话："能知六经标本者，可以无惑于天下。"可见三阴三阳这六经的"标"和"本"是多么的重要。什么是"标"和"本"呢？本，指草木的根，如《吕氏春秋·先己》："是故百仞之松，本伤于下，而末槁于上。"标，指树梢，如《庄子·天地》："上如

63

标枝，民如野鹿。"这是《灵枢》将人体的十二经脉以树为比喻，本穴好比树根，标穴好比枝繁叶茂、硕果累累的树冠。本穴和标穴是经脉脉气汇聚的地方，对经脉脉气有较强的调整作用。十二经脉皆有标本，"足阳明之本，在厉兑；标在人迎颊挟颃颡也"。人迎穴就是足阳明胃经之标穴。

总之，人迎穴恰在人体的咽喉要道，脾经、心经、肾经、肝经、任脉、冲脉、阴跷脉、阳跷脉等均与之相连或相通。同时，人迎为足阳明之标又是阳明之流注之所，并且又为"足阳明、少阳之会"穴，因而刺之除可调节胃经之气外，尚可调节少阳胆经的功能，对肝（胆）、脾（胃）功能的调节恰恰是治疗本病的重要方面。

从西医学来看，使人迎穴发挥作用的主要是人迎穴深部的交感神经干、颈交感神经节、外侧的迷走神经及甲状腺等。通过调节下丘脑－垂体－卵巢轴及下丘脑－垂体－性腺轴等发挥作用。同时，人迎穴周围的颈动脉窦压力感受器，丰富的动、静脉及淋巴组织也对人迎穴的作用有不可忽视的影响。

人迎（ST 9）在颈部结喉旁，当胸锁乳突肌的前缘，颈总动脉搏动处，见图21。针刺人迎穴时应避开颈动脉，针刺要求较高，手法不熟练者应谨慎使用。

10.急性腰扭伤

急性腰扭伤是针灸临床的常见病，指腰部肌肉、筋膜、韧带、椎间小关节等的急性损伤，俗称闪腰、岔气。多发于青壮年体力劳动者、长期从事弯腰工作的人以及平时缺乏锻炼、肌肉不发达的人。腰部急性损伤，多由于腰部活动时姿势不正确，用力不当，或用力过度，或搬运抬扛重物时，肌肉配合不协调，以及跌仆闪挫，使腰部肌肉、韧带

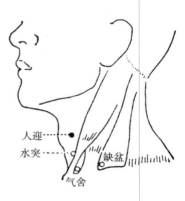

图21　人迎穴

受到强烈的牵拉、扭转而致。扭伤后立即出现典型的腰痛，疼痛一般较剧烈，呈持续性，部位局限，患者多能准确指出疼痛部位。伤重者完全不能活动，甚至不能翻身、起床，咳嗽、深呼吸时疼痛加剧。

针灸治疗急性腰扭伤疗效显著，我曾经总结过20世纪70～80年代20

年来，国内只用一个穴位治疗急性腰扭伤的报道，用穴达41个之多，撰有《一穴疗法治疗急性腰扭伤概况》一文，发表于《中医药动态》1994年第4期，有兴趣者可详观。今附录报道的41穴如下：腰部3穴（阿是穴、腰四夹脊穴、腰部正中穴），头项部7穴（人中穴、睛明穴、攒竹穴、百会穴、天柱穴、大椎穴、龈交异点），上肢部17穴（后溪穴、养老穴、中渚穴、内关穴、支沟穴、下廉穴、手三里穴、曲池穴、孔最穴、腰痛穴、上都穴、扭伤Ⅱ穴、挫闪穴、扭伤穴、闪腰穴、腰宁穴、经验穴），下肢部10穴（秩边穴、殷门穴、委中穴、承山穴、条口穴、跗阳穴、太溪穴、承中穴、腰伤穴、行间太冲之间穴），耳针2穴区（腰区压痛点、外生殖器），腕踝针2穴区（双踝上5区、双踝上6区）。

总结以上报道，可知一穴疗法治疗急性腰扭伤能迅速缓解疼痛，解除局部活动障碍，主要有以下特点：①用穴广泛，并有继续增多的趋势；②多远道取穴，且多取三阳经穴，所取穴位多在有压痛、结节、酸胀等明显反应处；③大都强调强刺激，用泻法，但也有例外；④皆强调针后配合腰部活动，远道取穴时尤其如此；⑤对于获效机理，可用"经脉所通，主治所及"和全息对应来解释。

我在临床上应用一针疗法治疗急性腰扭伤，在经络辨证的指导下，常1次即有显效，1～3次即可治愈。常用的穴位有以下几个。

（1）人中

在本书的引言中我曾经提到，我目睹的针灸治疗急性腰扭伤的第一个病例便是张登部教授和陈兴田老大夫两人各针人中、后溪一次治愈。当看到病人被抬着进来，自己走着出去的效果后，我益觉金代窦杰《通玄指要赋》中"人中除脊膂之强痛"及元代王国瑞《玉龙歌》中"强痛脊背泻人中，挫闪腰痛亦可攻"所言不虚。之后也学着用人中治疗急性腰扭伤，但却有效有不效，初不解其因，以后才知道，人中是督脉上的穴位，主要是治疗腰部脊柱正中在督脉循行线上的扭伤，对腰部其他部位的扭伤就不一定有好的效果了。对于这一点，陈作霖还专门用统计学进行过处理，也认为人中治疗腰脊正中的扭伤，优于后溪和腰痛穴（$P<0.01$），论文发表于《中医杂志》1983年第9期。

针人中治疗急性腰扭伤有两种进针方法：一是横穿人中沟，从人中的一侧进针，另一侧出针，张登部教授即常用此法；二是朝鼻中隔方向斜刺，以病人眼中流泪为度。两种方法均可，进针时均应让患者配合腰部的活动。

针刺人中较痛，站立位治疗时应注意掌握刺激量，避免病人晕针。

人中（DU 26）又名水沟，在人中沟的上 1/3 与下 2/3 交界处，见图22。

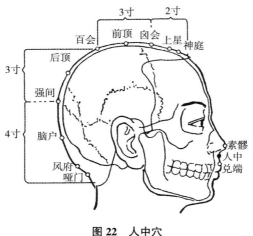

图22　人中穴

（2）后溪

后溪穴（见图12）为八脉交会穴之一，通于督脉，所以对于腰部正中督脉线上的扭伤，也有佳效，尤其是惧针人中的病人，可用后溪穴代替。此外，后溪是手太阳小肠经的输穴，手太阳小肠经与足太阳膀胱经脉气相通，所以后溪对腰部一侧或两侧足太阳膀胱经循行线上的扭伤也有良效，疗效优于人中。如果腰扭伤既在督脉又在膀胱经，后溪穴就更是最合适的用穴了。正因为后溪穴治疗腰扭伤的适宜部位较广，加之取穴方便，所以临床上用后溪穴治疗腰扭伤的报道最多。一般针单侧（患侧）即可，若两侧都有扭伤，可针双侧。

（3）龈交异点

20世纪90年代初，我在查找国内一穴疗法治疗急性腰扭伤的文献报道时，在《新中医》1976年第5期看到了李钟德写的一篇文章，说急性腰扭伤后90～120分钟内，在龈交穴附近上唇系带上就会发现突出的血肿或硬结，并名之曰龈交异点，用三棱针点刺出血或用毫针刺并留针10～15分钟，同时让病人活动腰部，治疗腰扭伤74例，有效率为98.7%。我对这一发现很感兴趣，以后只要碰见腰扭伤的病人，都要翻开其上唇查看有无此龈交异点，结果发现，只有腰部正中扭伤的病人有此异点，一般在上唇系带的中间处，比小米粒稍大一些，扭的次数越多，龈交异点就越大，我曾见过一位多次腰扭伤的女性患者，其龈交异点就像一个微型小辣椒的形状，尖尖的。腰扭伤好了以后，此异点也不会因此消失，所以此异点也是判断腰部正中是否曾经扭伤的一个证据。

　　龈交异点在督脉循行线上，所以此点只有在督脉线上的腰部正中扭伤时才会出现，其治疗的腰扭伤也就只是腰部正中的扭伤了。因三棱针太粗，我临床上多用 1 寸稍粗的毫针（28 号）挑刺，试治数例，疗效满意。

　　龈交异点见图 23。

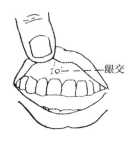

图 23　龈交异点

（4）手三里

　　手三里是我治疗急性腰扭伤的常用穴。如 1992 年，一进修医师领其表姐求治。患者为中年女性，腰部扭伤 1 天，因疼痛不敢活动，需人搀扶方能缓慢行走。我查其扭伤部位，压痛点在腰椎的右侧相当于夹脊穴处，便先以指代针按压其右侧的手三里，压痛十分明显；按压的同时让进修医师立于患者腰后，双手扶其腰部帮助患者活动，病人诉说疼痛减轻；再用随咳进针法针之，并让患者咳嗽的同时用力跺右脚数次，腰部疼痛立即消失，活动也恢复正常。进修医师说："刚才在其他诊室针人中、后溪等穴无效，您怎么一针手三里立刻就好了？简直不可思议。"我说："手三里治疗急性腰扭伤并非我的发明，早在《针灸甲乙经》就有记载：'腰痛不得卧，手三里主之。'手三里的位置按全息理论正好对应于腰部，所以对各种腰扭伤都有疗效，有些报道在手三里附近发现了四五个治疗急性腰扭伤的穴位，都与全息对应有关。对此大家可参阅《素问·脉要精微论篇》，以悟其理。此外，据《灵枢·经筋第十三》载：'手阳明之筋……挟脊。'所以手三里对脊柱一侧相当于夹脊穴部位的腰扭伤效果最好，一般情况下，都可以针入痛止，活动正常。明白了这个道理，对于此类腰扭伤，针手阳明经的三间穴也可取效。"

67

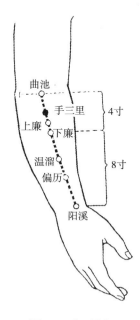

图 24　手三里穴

进修医师频频点头，称谢而去。

手三里（LI 10）是手阳明大肠经穴，在阳溪穴与曲池穴的连线上，肘横纹下 2 寸处，见图 24。

（5）太冲穴处压痛点

1991 年暑假，学校派一医疗队赴沂蒙山区某县中医院帮助医疗工作和参加社会实践，由我担任队长，行前有关领导指示我们，一是要虚心向人家学习，二是必要时也要显示一下自己的水平。该院的针灸科有近 10 人，病人很多，我也学到了不少经验。一日，针灸科另一诊室的一位当地名医高某领一急性腰扭伤患者来到了我所在的诊室，病人是本院的司机，30 多岁，一米八的个头，刚刚不慎将腰扭伤，腰部疼痛，活动不便，高某已为其针后溪穴、腰痛穴、阿是穴等不效。我查看其扭伤部位，是在腰的右侧，最痛点距离腰椎一巴掌有余。此时该院其他的针灸大夫也都站到了旁边静静地看着我如何治疗病人，我不由得一阵心跳加速，出了一头冷汗。如果此病人我治不好，不仅我自己颜面无存，更有损山东中医学院的声誉。想到这儿，我努力使自己静下心，让病人脱下右侧鞋袜站立于地上，俯下身来用右手拇指在其太冲穴处靠近行间方向找了一个非常显著的压痛点，按压几次后让病人活动腰部，疼痛已有减轻，腰部活动幅度增大，随后我一针下去，稍一行针，病人疼痛消失，活动自如。当晚，在针灸科李主任等的盛情邀请下，我为该院针灸科的全体人员做了"一针疗法"的小讲座，这也是我第一次讲"一针疗法"。

急性腰扭伤针刺此穴也并非我的发明。1981 年到 1992 年期间，只要是山东中医学院图书馆有的中医针灸方面的杂志我是每期必看，并做了大量的摘录。《新中医》1989 年第 9 期黄茂荣报道，治疗急性腰扭伤可先在行间和太冲穴之间寻找压痛点，然后指压该痛点 2 ~ 3 分钟，同时令患者活动腰部，每日 1 次，治疗 92 例，治愈 87 例，好转 4 例，无效 1 例。这篇报道比较新奇，给我留下了较深的印象，所以我当时急中生智，便想到了此穴。之后我发现，腰扭伤的病人都可在此出现压痛点，但压痛点并非在太冲和行间的中间位置，而是靠近太冲穴处，此部位按全息理论正好是腰部的对应点。压痛的程度也有很大差别，与腰扭伤的程度无关，而是与腰扭伤的部位有关，距离腰椎越远，此穴的压痛就越明显，指压和针刺的效果才越好。所以，此穴主要是治疗距离腰椎正中较远部位的腰肌扭伤。

现在回头再看，太冲穴治疗腰痛还是没跑出《灵枢》去，肝主筋，扭伤腰痛即是伤筋之病，《灵枢·经脉第十》说："肝足厥阴之脉……是动则病腰痛不可以俯仰。"

太冲（LR 3）是足厥阴肝经的输穴，肝之原穴，位于足背，第1、2跖骨结合部之前凹陷中，见图25。

（6）腰痛1穴～腰痛5穴

腰痛穴是治疗急性腰扭伤的经外奇穴，一手两穴。我在临床中发现，腰痛的病人并非这两个穴位都同时出现明显的压痛点，有些病人是这个腰痛穴压痛明显些，另一些病人则是另一个腰痛穴压痛明显些，为什么呢？此外，我又想到了腕踝针的分区主治规律，想到了为什么列缺通任脉、后溪通督脉，甚至想到了为什么至阴会矫正胎位和足疗反射区的定位问题。

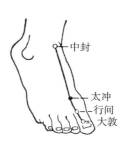

图25　太冲穴

经过多年的思索和临床验证，我发现如果把双手掌相合，则大拇指一侧对应于人的前正中线，小指一侧对应于人的后正中线，腰痛穴则正好是腰部的全息对应部位。腰部正中的疼痛，最显著的压痛点在第五掌骨尺侧腰部对应区（后溪与腕骨之间，靠近腕骨穴处），我称之为腰1穴，主要治疗腰部正中即督脉的腰扭伤和各种腰痛；腰椎一侧相当于夹脊穴处的疼痛，最显著的压痛点在第四、五掌骨之间腰部对应区（原来的腰痛穴之一），我称之为腰2穴，主要治疗腰椎旁相当于夹脊穴处的扭伤和各种腰痛；足太阳膀胱经第一侧线（距离腰椎三指左右）附近的疼痛，最显著的压痛点在第三、四掌骨之间腰部对应区，我称之为腰3穴，主要治疗腰椎旁相当于足太阳膀胱经第一侧线的扭伤和各种腰痛；足太阳膀胱经第二侧线（距离腰椎一巴掌左右）附近的疼痛，最显著的压痛点在第二、三掌骨之间腰部对应区（原来的腰痛穴之一），我称之为腰4穴，主要治疗腰椎旁距离腰椎一巴掌左右的扭伤和各种腰痛；距离腰椎更远的疼痛（一巴掌之外），最显著的压痛点出现在第二掌骨侧腰穴，我称之为腰5穴，主要治疗距离腰椎较远部位的扭伤和各种腰痛。

以上是我在临床中的小发现，说出来供更多的人进一步验证。有了这一发现后，我在临床上灵活运用腰1～腰5其中的一穴治疗急性腰扭伤和各种腰痛，都有显著的疗效。如1990年，一中医研究生因做动物实验时不

69

慎扭伤腰部到我家求诊，检查其扭伤部位，在腰椎右侧相当于夹脊穴处，为其针手三里并嘱其活动腰部，一次而愈。三日后又来我家，言因天气炎热，昨晚在洗凉水澡时，双手力举一脸盆水高过头顶冲洗时不慎又扭伤腰部，复检查其疼痛部位，离腰椎约三横指，按其腰 1 ~ 腰 5 穴，以腰 3 穴处压痛最明显，针之令活动腰部，立时痛止，活动自如。该学生素知针灸，见两次用穴不同，却都能一针而愈，便连连称奇而去。

上面讲了急性腰扭伤的经络辨治方法，但这并非是腰痛经络辨治的全部，《素问·刺腰痛篇》就是专论这一问题的，宜仔细品味，举一反三。

腰 1 ~ 腰 5 穴见图 26。

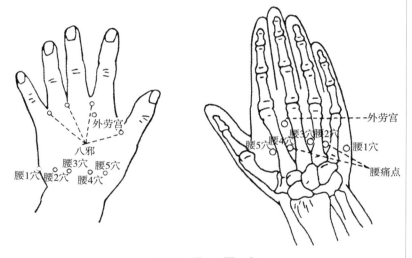

图 26　腰 1 ~ 腰 5 穴

11. 膝骨关节炎

膝骨关节炎是关节软骨退行性改变致软骨丢失、破坏，伴有关节周围骨质增生反应的疾病，主要症状是膝关节酸痛，活动不灵活。其特点是清晨起床或久坐后觉关节僵硬疼痛，稍稍活动才能行走；站立或行走过久又觉关节疼痛需坐下休息；上台阶费力，下台阶腿软；下蹲困难，有时需要扶持才能站起；膝关节伸屈活动时会听到"咔嚓、咔嚓"的摩擦音；活动过度膝关节会肿胀疼痛加剧。如果做膝关节 X 线摄片检查，报告往往显示"骨间隙变狭窄，有骨赘形成（或有骨质增生）"，也就是人们通常所说的"长骨刺"。多见于需经常站立、行走的人，且多为女性，与雌激素水平下降、长期慢性关节劳损、膝关节负荷加重等有关。

中医认为，本病病在筋骨，与肝肾亏虚有关。除在局部行针刺、烤电、热熨等治疗外，我在临床上还常用下穴治疗。

（1）大杼

10多年前，一位来自牡丹江市的进修大夫给我说了这样一件事情：一患者因双下肢疼痛卧床不起，屡用针药治疗无效。后请一老中医来家中，老中医询诊后对病人言："此病可医，但你们必须听我的。"乃先让两位男青年将患者架扶立于床边，然后在病人后背处针了一针，行针片刻，便指示两位青年说："架着他走！"没想到病人竟然可以立即行走自如。这位进修大夫说："此病人我曾给他治过，这位老中医的治疗过程也是我亲眼所见。但我多年来一直不明白，这位老先生到底针的什么穴位？请您帮助分析一下。"我让进修大夫指了下针刺的部位，大约在大椎的外下侧，风门穴附近。

这位进修大夫是山东人，其父是名中医，和周次清教授是同乡，他本人年长于我，为人诚恳，所说属实的可能性较大。所以自听说这件事后，这一问题就一直在我脑海中盘绕，我翻阅了许多的古医书，最后在明代针灸名医高武的《针灸聚英》上看到，大杼穴的第一个主治病症就是"下肢痿痹"，便想：其所指的部位就在大杼附近，是否就是大杼穴呢？但因为没有临床实践过，所以也一直不敢肯定。

有一次我回家乡，一老年女性患者因双侧膝关节疼痛来诊，自己不能蹲坐，且需别人搀扶才能起立，行走也不便，曾拍片检查示骨质增生。此时我首先想到了大杼穴，便让其坐于板凳上，我立于其身后按压其大杼穴，发现其双侧大杼穴都有条索状物且有明显压痛，而附近的其他地方，则没有这些反应。我先以指代针在其双侧大杼穴交替按揉约2分钟，便搀扶病人进行起蹲动作，结果病人不用搀扶便可自行蹲起，又让其行走几步，也明显好转。因当时未带针具，也没能给她针灸。

之后我在临床上治疗膝骨关节炎的患者10余例，发现这些患者大杼穴都有条索状物或压痛，先对其按压再针刺，或用三棱针刺络拔罐，同时令病人活动膝关节，大多数病人都能即刻减轻。针刺时需注意，大杼不可针刺太深，以免伤及肺脏，造成气胸，一般是向下斜刺0.5寸左右。

至于获效机理，因膝骨关节炎病在骨，而大杼为八会穴之一，骨会大杼，可治疗骨病，所以有效。

令人拍案叫绝的是，我发现早在《素问·骨空论篇》就有这样一句话："膝痛不可屈伸，治其背内。"而大杼穴恰在背内。

大杼穴的位置见图10。

（2）尺泽

膝骨关节炎疼痛部位比较明确和局限者，可采用关节对应取穴法，在对侧的肘关节附近找对应的压痛点针刺。具体方法见第四章之"缪刺与关节对应取穴法"。

对于疼痛在膝关节内侧为甚者，可在对侧的尺侧穴处寻找对应的压痛点针刺，即左膝疼痛，针右尺泽，右膝疼痛，针左尺泽。取站立位，用随咳跺脚进针法针之，多能即刻减轻。

膝骨关节炎是难治之疾，一针疗法可缓解疼痛，但难以除根。

尺泽（LU 5）为手太阴肺经的合穴，在肘横纹中，肱二头肌腱桡侧凹陷处，见图27。

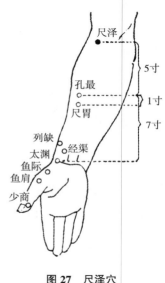

图27 尺泽穴

12. 腓肠肌痉挛

腓肠肌痉挛，中医叫"转筋"，俗称"小腿抽筋"或"小腿肚子转筋"。患者常常在睡眠中小腿肌肉突然抽掣拘挛、扭转急痛，必须忍痛用力伸足，甚至下床挺立才能缓解。此症多由气血不足，寒湿侵袭或局部肌肉过劳（如游泳、过度运动等）所致。

承山

腓肠肌为足太阳膀胱经所过之处。《灵枢·经脉第十》载："膀胱足太阳之脉……贯踹内……是动则病……踹如裂……是主筋所生病者……踹……痛。"踹就是小腿肚，所以此处的疼痛转筋都是足太阳经的病候。

腓肠肌痉挛其病在筋，如《灵枢·经筋第十三》载："足太阳之筋……结于腘，其别者，结于踹外……其病……腘挛……"对于经筋病的治疗原则，经筋篇说："治在燔针劫刺，以知为数，以痛为输。""燔针"即是火针，"劫刺"就是刺火针时快出快入，犹如抢劫之疾速，以免疼痛或灼伤皮肤筋肉；"以知为数"就是不论次数多少，症状消失即停止治疗；"以痛为输"就是哪儿痛就在哪儿针刺。需要提醒大家注意的是，《灵枢》惜字如金，但以上这句话在经筋篇中却说了 12 遍。这告诉我们，凡是经筋病的治疗，都应该以局部取穴为主，所以《灵枢·终始第九》说："在筋守筋。"《素问·调经论篇》说："病在筋，调之筋。"《灵枢·四时气第十九》也说："转筋于阳治其阳，转筋于阴治其阴。"

综合以上论述，对于筋病的治疗，我们应该采取的方法是：在取穴上，要以局部取穴为主，哪儿有病痛就在哪里取穴，有经穴则取经穴，没有经穴则取阿是穴；在针灸方法上，要结合温热刺激，因为物体的一般规律是热胀冷缩，阳气具有温煦的作用，即"阳气者，柔则养筋"，可用火针，可用温针灸，也可用针刺后加 TDP 等照射，还可以用热熨，如《素问·血气形志篇》所说"病生于筋，治之以熨引"，学医重在明理，妙用在人；在针刺深度上，要直达筋部，既不能太浅，也不能太深，这就是《内经》上反复强调的"刺筋者无伤肉……刺筋者无伤骨"的含义。

腓肠肌痉挛的部位正好是承山穴所在，所以临床上多刺承山穴，用温补手法，或温针灸或加 TDP 等照射，均有佳效，常 1 次见效或痊愈，一般不会超过 3 次。

如治某男，55 岁，因股外侧皮神经炎来诊，经针刺治疗症状基本消失。治疗过程中又诉说每夜小腿肚抽筋，影响睡眠，为针承山穴，加 TDP 照射，只针 1 次，痉挛即止；半月后，又偶有抽筋，再刺承山，痉挛又止。

承山（BL 57）属足太阳膀胱经穴，在腓肠肌两肌腹之间凹陷的顶端处，见图 28。

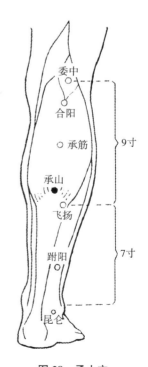

图 28　承山穴

13. 癔病性失语

癔病又称歇斯底里，多见于青年女性。常因突然而强烈的精神刺激而发病，表现为一系列精神的、神经的、躯体的症状，但没有任何器质性病变。本病常突然发作，症状多种多样，但在同一病人身上往往仅有一二种症状出现，每次发作形式多相同。症状可随精神因素和暗示而波动。典型症状是患者自己认为失去身体某部分的功能，而且也确实表现出身体某一部分功能的丧失。如有的人认为自己失明、失听、失语、肢瘫了，确实就表现出失明、失听、失语、肢瘫的症状，但各种检查又表明根本没有相应器官的损伤或病变。

癔病性失语属癔病的一种表现，以遭受各种精神刺激后（如惊恐、暴怒等）突然失语为主证。笔者认为，对癔病性失语的最早记载见于《灵枢》，《灵枢·忧恚无言第六十九》实际上就是论述癔病性失语的专篇。对于因忧恚等精神刺激导致的卒然失语，此篇论述得极为详细，开篇便说：

> 黄帝问于少师曰：人之卒然忧恚而言无音者，何道之塞？何气出行，使音不彰？愿闻其方。少师答曰：咽喉者，水谷之道也；喉咙者，气之所以上下者也；会厌者，音声之户也；口唇者，音声之扇也；舌者，音声之机也；悬雍垂者，音声之关也；颃颡者，分气之所泄也；横骨者，神气所使，主发舌也。……人卒然无音者，寒气客于厌，则厌不能发，发不能下至，其开阖不致，故无音。

认为人的发音与咽喉、喉咙、会厌、口唇、舌、悬雍垂、颃颡、横骨等均有关，但卒然失语，病位在会厌，是由于会厌不能开阖所致。那么会厌在哪儿呢？《中国针灸大辞典》的解释是：会厌位于舌部及舌骨之后，形如一树叶，柄在下，能张能收，呼吸发音时则会厌开启，饮食吞咽或呕吐时则会厌关闭，以防食物误入气道。

对于本病的针刺治疗，本篇说：

> 黄帝曰：刺之奈何？岐伯曰：足之少阴，上系于舌，络于横骨，终于会厌。两泻其血脉，浊气乃辟。会厌之脉，上络任脉，取之天突，其厌乃发也。

这儿就明确指出，行于会厌的经脉主要是足少阴肾经，此外，会厌之脉还上络任脉；所以主要从足少阴肾经论治本病，也可取任脉天突穴。"两泻其血脉"，当指舌下近舌根处两脉络，相当于金津、玉液或稍下处。如《灵枢·卫气第五十二》载："足少阴之本，在内踝下上三寸中，标在背俞与舌下两脉也。"

此外，《灵枢·杂病第二十六》曰："厥气走喉而不能言……取足少阴。"也指出此病应取肾经穴。

笔者在临床上治疗本病，因考虑舌下刺络出血操作不方便，病人也有

74

一定的恐惧感，所以常取足少阴之根穴涌泉（《灵枢·根结第五》："少阴根于涌泉，结于廉泉。"），强刺激，配合心理诱导，可 1 次治愈。

　　如 2005 年曾诊治 1 例，女，20 岁，济南市某民办大学二年级专科学生，由其父母等陪同来诊。失语 15 天。通过询问其父母及让患者本人用笔写发病和治疗经过得知，患者入学时，即听说学校宿舍"闹鬼"，为此她专门从家乡买了一块据说可以辟邪的石头放于宿舍内，之后又将石头送给和她谈恋爱的男同学。前段时间，学校又传"闹鬼"之事，半月前一天晚上 8 点半左右，她在宿舍楼下向男同学要石头，等男同学取回时，她已不见。几个同学一起到其宿舍，见其坐于床上，询之不答应，用手一推便倒于床上，之后便不能言语，但意识活动等均正常。询问原因，她用笔写道：因自己在楼下害怕，便回宿舍，但宿舍无人，一会突见一白衣男子从窗外进来，拉自己便走，一吓之下，就突然说不出话了。同学和老师见其宿舍在一楼，窗子有防盗网，便知其言只是幻觉。当晚和翌日早晨，几位同学反复安慰和陪她游玩，仍不能言，去医院诊为癔病性失语，治疗 5 天无效。后其父母将她接回家乡治疗，先按癔病服用中西药物，针刺哑门、廉泉等穴无效，父母怀疑其精神有问题，便又强迫带她去某精神病院诊治，为此她与父母关系更僵而不搭理父母，其父母也越来越怀疑她有精神问题。经仔细询诊和观察，患者思维完全正常，属癔病性失语无疑，因惊恐伤肾，恐则气下，惊则气乱，会厌舌根气机闭塞所致。便先耐心与其交流，给以心理诱导，讲此病发生之理，讲其父母对其疼爱之心，以取得她的信任。然后让其仰卧于床上，告诉她："我给你扎一针，如果你能感觉到很痛，你的病就好了；如果你感觉不到疼痛，你的病我也治不了。"便针刺其涌泉穴，一边大幅度提插捻转，一边问："痛不痛？"患者大叫一声："痛死我了！"我知道她喜欢唱歌，便立刻说："你这不是会说话了吗？大家一起鼓鼓掌，请你唱一首《世上只有妈妈好》吧！"在大家的掌声中，她深情地唱起了这首歌，没等唱完，她和父母的眼睛都已经湿润了。随访至今已半年余，一切正常。

　　涌泉（KI 1）是足少阴肾经的井穴，位于足底，约在足底前 1/3 与后 2/3 交界处，足趾做抓地动作时呈凹陷处，见图 29。

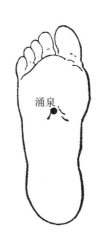

图 29　涌泉穴

第二章

脏腑病症的一针疗法

十二原出于四关，四关主治五脏。五脏有疾，当取之十二原。

——《灵枢·九针十二原第一》

阴有阳疾者，取之下陵三里。

——《灵枢·九针十二原第一》

合治内腑。

——《灵枢·邪气脏腑病形第四》

病在阴之阴者，刺阴之荥输。

——《灵枢·寿夭刚柔第六》

病在脏者，取之井。

——《灵枢·顺气一日分为四时第四十四》

黄帝问于岐伯曰：愿闻五脏之俞，出于背者。

——《灵枢·背俞第五十一》

一、四关主治五脏

在《灵枢·九针十二原第一》中有这样一句话："五脏有六腑，六腑有十二原，十二原出于四关，四关主治五脏。"非常明确地指出，五脏的病可用"四关"治疗。那么，什么是"四关"呢？历代医家对"四关"一词进行了不同的解释，可谓仁者见仁，智者见智。但笔者认为，原来的解释都不是《灵枢》的原意。我们有必要先把这一问题搞清楚，才能明白"四关主治五脏"的临床意义。

1. 历代医家对"四关"的认识

《灵枢》之后，较早提到"四关"的是金元时期针灸名家窦汉卿，其名著《标幽赋》中有这样一句话："拘挛闭塞，遣八邪而去之矣；寒热痛痹，开四关而已之。"在窦汉卿卒后49年左右，元代医家王国瑞在《扁鹊神应针灸玉龙经·注解标幽赋》中的解释是："太乙移宫之日，八风之邪主人寒热、头痛，若能开辟四关，病可除也。四关者，两手两足，刺之而已矣，正所谓六十六穴之中也。"

王国瑞的父亲曾师从窦汉卿学医20余载，王国瑞又传父业，所以其解释很可能就是窦汉卿的原意。但问题是王国瑞将四关解释为两手两足，接着又说是子午流注针法中的六十六穴之中的穴位，这就又来了两个问题：一是《标幽赋》之"四关"是否就是《灵枢》之"四关"？二是四关是两手两足，是指部位而言，但又说是六十六穴之中，似又指穴位，如果是穴位，又是何穴呢？

从此之后，许多医家对"四关"分别进行了解释，对"四关"的认识便开始众说纷纭，主要有两种观点。

第一种观点认为"四关"指穴位。明代医家徐凤在《针灸大全》中注解《标幽赋》之"四关"曰："四关者，五脏有六腑，六腑有十二原，十二原出于四关，太冲、合谷是也。"这儿说得就很明确了，他认为《标幽赋》之"四关"就是《灵枢》之"四关"，是分别位于双手双足的双侧太冲、合谷穴。因为徐凤是窦汉卿学术流派的传人，这一说法对后世的影响最大。如明代著名针灸家杨继洲对《标幽赋》的解释也是如此："四关者，五脏有六腑，六腑有十二原，出于四关，合谷、太冲是也。"正是受这一观点的影响，后世将双合谷、双太冲合称为四关穴。

第二种观点认为"四关"指4个部位。《灵枢》之后，第一位按原文次序、分章分节、全注《灵枢》的医家是明代的马莳，著有《黄帝内经灵枢注证发微》，他对"四关"的解释是："四关者，即手肘足膝之所，乃关节之所系也。故凡井荥输经合之穴，皆手不过肘足不过膝也。"认为四关是指双肘双膝。明代医家张介宾在《类经》中也持相同的观点："四关者，即两肘两膝，乃周身骨节之大关也。"此外，明代医家吴崑在《针方六集》中，对《标幽赋》之"四关"的解释是："四关，乃十二经别走之络，为阴阳表里交通隘塞之地，在于四末，如往来之关隘，故曰四关。"认为"四关"是指"四末"，即四肢末端。

现在的多数针灸医家则认为，《灵枢》中的"四关"是指两肘两膝四大关节，《标幽赋》中的"四关"是指双合谷、双太冲共计4个穴位。

2. 四关的本义

首先，我们先要解决的问题是：《灵枢》中的"四关"，是指部位，还是指穴位？我们再看一下原文："十二原出于四关。"意即十二原穴出于"四关"，很显然，"四关"是指部位而不是穴位。

接下来我们要解决的问题便是："四关"是不是两肘两膝？要搞清楚这个问题，首先我们要知道这十二原穴是什么。这十二原穴是不是出于两肘两膝？我们还是继续一起分析一下原文：

> 五脏有疾也，应出十二原，十二原各有所出，明知其原，睹其应，而知五脏之害矣。阳中之少阴，肺也，其原出于太渊，太渊二；阳中之太阳，心也，其原出于大陵，大陵二；阴中之少阳，肝也，其原出于太冲，太冲二；阴中之至阴，脾也，其原出于太白，太白二；阴中之太阴，肾也，其原出于太溪，太溪二。膏之原，出于鸠尾，鸠尾一；肓之原，出于脖胦，脖胦一。凡此十二原者，主治五脏六腑之有疾也。

从上文可以看出，十二原穴指的是肺、心、肝、脾、肾五脏各有两个原穴，左右各一，为同名穴，计10个；再加之膏之原鸠尾、肓之原脖胦，共12个原穴。请大家注意，这里的十二原和现在所指的十二经脉各有一原穴是不一样的。"十二原出于四关",说的就是太渊二、大陵二、太冲二、太白二、太溪二、鸠尾一、脖胦一这十二个原穴都出于"四关",很显然,太渊二、大陵二、太冲二、太白二、太溪二这 10 个原穴都在双腕关节、踝关节附近,而不是双肘关节、膝关节附近;特别是鸠尾一、脖胦一这两个原穴,分别在膈、脐,与两肘两膝就更是风马牛不相及了。显然,两肘两膝并非《灵枢》"四关"之本义。

从以上可以看出,十二原穴分别出于腕、踝、膈、脐这四个部位,其中太渊、大陵出于腕关节,太冲、太白、太溪出于踝关节,鸠尾出于膈关,脖胦出于脐关。所以笔者认为,"四关"是指腕、踝、膈、脐这四关。《中医杂志》1987 年第 5 期有王昕耀《四关本义刍言》一文,也将膈、脐列入四关,是其卓识,但文中仍以肘、膝为关则与《灵枢》本义不符。

下面我们就仔细分析一下,腕、踝、膈、脐是不是可以称"关"?是否就是《灵枢》"四关"之本义?

先看看"关"这个字的本义吧。《说文解字》说:"关,以木横持门户也。"顾炎武注:"关者,所以拒门之木。"可知,"关"之本义是门栓。《古汉语常用字通释》一书对"关"字的解释,对于正确理解"四关"是很有帮助的:"关"字"本义是门栓……门栓是用来关门的,因此引申为关闭……由关闭引申为关口、关卡……因为门栓可以把两扇门联系起来,所以由本义引申为牵连、涉及……此外,关假借茚机关、枢纽"。查看现在的各种汉语词典,"关"字的引申含义就更多了。如《现代汉语词典》对"关"的第 10 条解释是"起转折关联作用的部分",《新世纪现代汉语词典》的第 9 条解释为"人体的重要孔窍或肢体",《古代汉语词典》的第 6 条解释为"人体的要害部位"。

结合以上对"关"的解释,笔者认为,"四关"之"关"可理解为关节、关口、机关、枢纽、人体中起转折关联作用的要害部位等,"四关"即指人体中 4 个关键部位。腕、踝正当关节之处,也是三焦元气经过和留止的部位(即原穴所在之处),理解为"关"是完全没有问题的。但膈与脐是否也可以称"关"呢?我们看一下元气在全身的流动过程,这一问题就会迎刃而解了。元气又称原气,即脐下肾间动气,是人体生命活动的原动力,是非常重要的,肾间动气通过三焦而输于十二经脉和全身各处,十二原穴实际上就是元气经过和留止的地方。对于这一点《难经》论述得非常清楚。

如《难经·八难》说：

> 诸十二经脉者，皆系于生气之原。所谓生气之原者，谓十二经脉之根本也，谓肾间动气也。此五脏六腑之本，十二经脉之根，呼吸之门，三焦之原，一名守邪之神，故气者，人之根本也，根绝则茎叶枯矣。

《难经·六十六难》说得更明白：

> 脐下肾间动气者，人之生命也，十二经之根本也，故名曰原。三焦者，原气之别使也，主通行三气，经历于五脏六腑。原者，三焦之尊号也，故所止辄为原。五脏六腑之有病者，皆取其原也。

上文中的"主通行三气"就是通行三焦之气，三焦是通行原气的道路，分为上、中、下三焦：膈以上为上焦，主要有心、肺两脏；膈以下脐以上为中焦，主要脏腑有脾、胃、肝、胆；脐以下为下焦，主要脏腑有肾、膀胱、大肠、小肠。由此可见，膈和脐就是人体中起转折关联作用的两个重要部位，自然也可以称"关"，膈是上焦和中焦的关口和枢纽，脐是中焦和下焦的关口和枢纽。再进一步讲，脐是三焦将原气由下焦转输至中焦的"关"，膈是三焦将原气由中焦转输至上焦的"关"；脐映为原气从下焦向中焦转输时经过和留止之处，鸠尾是原气从中焦向上焦转输时经过和留止的地方，太渊等 10 个原穴则是原气转输于五脏经脉经过和留止的地方。此外，第 7 胸椎棘突下旁开 3 寸的穴位就叫"膈关"，肚脐旁开 0.5 寸的穴位叫"肓俞"，旁开 2 寸的穴位叫"天枢"，也是膈、脐可以称"关"的明证。

再打一个很简单的比喻，驾车出行时，到路窄的地方或国与国之间，我们都必须要放慢车速甚至要停留下来，这些地方汇集的车辆和人就特别多，这些地方就好比是人体中的"四关"，而车辆和人群，就好比是出于四关的"十二原穴"。

中医诊脉分为寸、关、尺三部，分别对应于上、中、下三焦，也是以膈和脐为界的。如《难经·十六难》说："三部者，寸关尺也……上部法天，主胸以上至头之有疾也；中部法人，主膈以下至脐之有疾也；下部法地，主脐以下至足之有疾也。审而刺之者也。"

3. 腕、踝、膈、脐四关可治五脏之疾

因为原气是"五脏六腑之本，十二经脉之根"，是"人之根本"，而

腕、踝、膈、脐四关又是原气经过、留止和汇聚的人体的四个部位，位于这四个部位的十二原穴就是脏腑原气汇集之处，所以十二原穴也就自然可以反映全身原气和五脏的情况，并可以治疗五脏之疾了。所以《灵枢·九针十二原第一》说："五脏有疾，当取之十二原，十二原者，五脏所以禀三百六十五节气味也。五脏有疾也，应出十二原，十二原各有所出，明知其原，睹其应，而知五脏之害矣。"

接下来我们还要再看一下除十二原外，腕、踝、膈、脐这四个部位是否都可以治疗全身五脏之疾。

先看腕、踝。首先，现在所说的十二原穴都位于腕、踝附近。再次，现代总结出来的腕踝针疗法就是腕踝两关可以治疗五脏之疾的最好证明。有兴趣者可详观有关腕踝针的资料。

再看脐。在引言中我提到过我研究脐疗的过程，现在有关脐疗的论文已有数千篇，脐疗的专著已有20余本，可以统治全身的病症。2006年，由笔者主持的"脐疗的临床应用"被批准为卫生部面向农村和基层推广适宜技术十年百项计划推广项目。对脐疗感兴趣者可详观拙著《中医脐疗大全》。

最后再看膈。膈为"四关"之一，那么膈周围的穴位是否也可以反映和治疗五脏之疾呢？在《灵枢·师传第二十九》中有这样一句话："五脏之气，阅于面者，余已知之矣，以肢节知而阅之奈何？……岐伯曰：五脏六腑者，心为之主，缺盆为之道，骺骨有余，以候髑骬。"说明五脏有疾不仅在面部可以诊断，还可以通过肢节来察知，那么是在肢节的什么地方呢？岐伯说："以候髑骬。"髑骬，即胸骨剑突，其内即膈，其下恰是膏之原鸠尾穴所在之处，即通过此处可以察知五脏的情况。

胸骨剑突下即鸠尾穴所在之处，又叫心口，所以在《灵枢》中此处的疼痛就叫"心痛"。后世医家的临床实践证明，心口也可以治疗五脏六腑的疾患。如清代外治宗师吴尚先就擅长用膏药贴心口治疗全身的病症，他的外治名著《理瀹骈文》就有很多这样的记载："缺盆下曰胸，胸下曰髑骬，蔽心之骨，心位在此，心下有隔膜与背脊，胸腹周围相着，隔浊气不使熏心肺，十二经脉唯膀胱不贯膈，余皆能令膈痛。膏贴膈上……""若脏腑，则视病所在，上贴心口，中贴脐眼，下贴丹田。或兼贴心俞与心口对，命门与脐眼对……外症除贴患处外，用一膏贴心口以护其心，或用开胃膏使进饮食以助其力，可以代内托治外症，亦不必服药者以此。""火炎喘者宜用清肺膏贴心口……下虚寒喘者宜用温肺膏贴心口……短气者宜用大补膏贴心口。""治外感风寒暑湿头痛发热……与观音膏贴心口。"多年之前，我就有一个想法，组织人员编写一本有关心口疗法的专著，1998 年济南出版社也曾将其列入出版计划，但由于引言中所说的原因，加之从事管理工作后政务缠身，本人未能完成。直到 2006 年底，由山东中医药大学附属医院刘静君教授等编著的《中医心口疗法》终于由济南出版社出版了，有兴趣者不妨一观。

此外，后背部的膏肓俞也位于膈附近，而膏肓俞也可以治疗五脏六腑之疾。如唐代医家孙思邈《千金要方》中就提到："膏肓俞穴，无所不治。主赢瘦损，梦中失精，上气咳逆，狂惑忘误。"宋代针灸家王惟一在《铜人腧穴针灸图经》中也说："膏肓俞二穴……主无所不疗……论曰：昔秦缓不救晋侯之疾，以其在膏之上，肓之下，针药不能及，即此穴是也。人不能求及此穴，所以宿疾难遣，若能用心以方便求得，无疾不愈，出《千金》《外台》方。"宋代医家庄绰还专门写了一本用膏肓俞穴治疗各种病症的书，叫《灸膏肓俞穴法》。庄绰原来并不是干医的，而是一个有官职的人，现在看来，他绝对是个勤政为民的好官，因为忙于政务，身体虚弱，一次冲冒寒暑后为医妄治，几致不起，最后只灸膏肓俞而愈。自己的病好了后，他又用此法给数人治好了难治的宿疾，他联想到以前医家如石用之、叶潘等也都曾用此穴治好了许多难治的病症，这么好的治疗方法应该好好总结一下，让更多的人受益，便写出了此书。

我们常说疾病不能治的时候就叫"病入膏肓"。人体是以五脏为中心的，五脏也是人体的最深处，所以《素问·阴阳应象大论篇》说："故邪风之至，疾如风雨，故善治者治皮毛，其次治肌肤，其次治筋脉，其次治六腑，其次治五脏。治五脏者，半死半生也。"那么为什么不能治的病不叫"病入五脏"而叫"病入膏肓"呢？这就说明膏肓的病比五脏的病还难以治疗，而膏就是膈之所在，肓就是脐之所在，所以肚脐旁开 0.5 寸的穴位就叫作肓俞。再如《内经》记载的"伏梁"病，其病就在脐的深处，《素问·腹中论篇》说伏梁病"不可治，治之每切按之致死"，"此久病也，难治"。而《素问·宝命全形论篇》所说"病深者，其声哕"就是膈的问题了。这两种病，在《内经》认为，都是最深和最难以治疗的，比五脏病还要难治。这也同时说明，膈关和脐关是多么的重要，至于其道理就是因为原气是"五脏六腑之本"，而膈关和脐关正是人体深部原气汇集和转输于五脏之处，是供应五脏营养和动力的大本营。如果拿打仗做比喻，膈关是粮草所在，脐关则既是出产和筹集粮草之地，又是部队的大本营。也正是因为如此，不仅五脏的原穴所在的腕关、踝关可以分治五脏的病，而且膏之原鸠尾所在的膈关和肓之原所在的脐关也可以治疗五脏的病，合而称之，便正是《灵枢》所言："十二原出于四关，四关主治五脏。五脏有疾，当取之十二原。"

那么如何应用一针疗法治疗五脏的病呢？那就是某脏有病，就取某脏之原穴。即病在心针大陵（心包代君受邪），病在肺针太渊，病在脾针太白，病在肝针太冲，病在肾针太溪。上焦和中焦的脏腑病（如心、肺、脾、胃、肝、胆）可取膏之原鸠尾，中焦和下焦的脏腑病（如脾、胃、肝、胆、肾、膀胱、大小肠）可取肓之原脖胦。如《灵枢·四时气第十九》曰："邪在大肠，刺肓之原、巨虚上廉、三里。""邪在小肠者……故取之肓原以散之……"一般认为，肓之原脖胦是脐下 1.5 寸的气海穴。此外，我们前面已经提过五脏在肚脐周围都有对应点，所以也可以针这些对应点以分别治疗五脏之疾，这一方法，我在临床上也经常应用。

二、阴有阳疾者，取之下陵三里

《灵枢》又称《针经》，共 81 篇，第一篇是《九针十二原》。我常说，这一篇是最重要的，因为古人想用最简练的语言，把针灸最基本、最重要的事情及一些原则性的东西浓缩在这一篇中告诉大家，"令可传于后世，必明为之法"。针灸有两件东西是最基本的：针具和穴位。针具有九针，穴位有三百六十五穴；九针各有所宜，穴位最重要的是十二原穴。所以第一篇就叫《九针十二原》。

正因为古人在第一篇中把最重要的事情和最基本的原则进行高度概括后告诉了大家，所以讲了九针，说"九针毕矣"；讲了经络穴位，说"知其要者，一言而终"；讲了刺法，说"针道毕矣""刺之道毕矣"；讲了针刺不当之害，说"针害毕矣"；讲了疾病的治疗，说"疾虽久，犹可毕矣"。你想一下，那么多的内容，那么高深的道理，结果分别说了几句话后，就说"毕矣""毕矣""毕矣""毕矣""毕矣""一言而终",用了五个"毕"和一个"终"。如果不是把原则性的东西高度概括,能这么说吗?

针具也好,经络穴位也好,刺法也好,最终还是要落脚在治疗疾病上。疾病那么多,各种疾病的治疗方法又不一样,怎么能用几句话就说完了呢?因为人体最重要的部分是五脏六腑,所以在这一篇中就主要讲了五脏病和六腑病的治疗原则。五脏病的治疗原则就是"四关主治五脏",我们在上面已经对这句话进行了分析。那么六腑病的治疗原则是什么呢?

"阴有阳疾者,取之下陵三里"实际上讲的就是六腑病的治疗原则。

下陵三里就是足三里,这一点是毫无疑问的,《灵枢·本输第二》说得很清楚:"入于下陵,下陵,膝下三寸,胻骨外三里也,为合。"叫下陵三里也是为了和手阳明大肠经的手三里相区别。可就是"阴有阳疾"这么简简单单的4个字,历代医家的认识却很不一致。如最早全注《灵枢》的明代医家马莳的解释是"阴经有阳病者,当取之下陵三里"。"阴经"好理解,什么是"阳病"呢?还是让人一头雾水。之后张介宾、张志聪等医家,有认为是"表邪入里"者,有认为是"热在阴分"者,莫衷一是。

86

问题的关键是对"阴""阳"的理解。《灵枢·寿夭刚柔第六》说:"是故内有阴阳,外亦有阴阳。在内者,五脏为阴,六腑为阳。"《素问·金匮真言论篇》说得就更清楚了:"言人身之阴阳,则背为阳,腹为阴。言人身之脏腑中阴阳,则脏者为阴,腑者为阳,肝、心、脾、肺、肾五脏皆为阴,胆、胃、大肠、小肠、膀胱、三焦六腑皆为阳。"所以,"阴有阳疾"的"阴"是指内为阴、腹为阴,"阳"是指"六腑为阳","阴有阳疾"就是指处于体内腹部阴处的六阳腑有病,所以"阴有阳疾者,取之下陵三里",即六腑有病取足三里。

足三里是胃的下合穴,治疗胃腑病好理解,但是否六腑的病都可以用它来治疗呢?从《灵枢》对足三里的应用来看,回答是肯定的。《灵枢》中有多处提到足三里,除一处是治疗著痹不已外,其余都是治疗六腑病。如:

治胃腑病,《灵枢·邪气脏腑病形第四》:"胃病者……取之三里也。"

治大肠小肠病,《灵枢·四时气第十九》:"肠中不便,取三里,盛泻之,虚补之。"

治大肠病,《灵枢·四时气第十九》:"邪在大肠,刺肓之原、巨虚上廉、三里。"

治肠胃病，《灵枢·五乱第三十四》："气在于肠胃者，取之足太阴、阳明；不下者，取之三里。"

治胆腑病，《灵枢·四时气第十九》："善呕，呕有苦，长太息，心中憺憺，恐人将捕之，邪在胆，逆在胃……胃气逆则呕苦，故曰呕胆。取三里以下胃气逆……"

治膀胱三焦病，《灵枢·四时气第十九》："小腹痛肿，不得小便，邪在三焦约，取之太阳大络，视其络脉与厥阴小络结而血者，肿上及胃脘，取三里。"

正因为足三里可以治疗六腑病，而六腑都在肚腹内，所以四总穴歌说："肚腹三里留。"

为什么足三里有这么大的作用呢？这的确是值得我们思考的一个问题。"人活着全靠一口气"，气有先天之气与后天之气，先天之气禀赋于父母，即是原气；后天之气，主要是来源于胃所化生的水谷之气，即营气和卫气；先天之气需要后天之气的补充，两者合称为真气。所以《灵枢·刺节真邪第七十五》说："真气者，所受于天，与谷气并而充身也。"行于经隧中的气主要就是营气和原气，因为经脉内连于脏腑，所以直接灌注于五脏六腑的气也主要是营气与原气，因此治疗脏腑之疾也应该从原气和营气着手。"四关主治五脏"就是从原气入手，"阴有阳疾者，取之下陵三里"就是从营气入手。调营气就必须从胃入手，为什么从胃入手呢？《灵枢·经水第十二》说："足阳明，五脏六腑之海也，其脉大血多，气盛热壮。"《灵枢·营气第十六》说："营气之道，内谷为宝，谷入于胃，乃传之肺。"《灵枢·营卫生会第十八》曰："人受气于谷，谷入于胃，以传与肺，五脏六腑，皆以受气，其清者为营，浊者为卫，营在脉中，卫在脉外。"《灵枢·五味第五十六》曰："胃者，五脏六腑之海也，水谷皆入于胃，五脏六腑皆禀气于胃。"《灵枢·玉版第六十》曰："人之所受气者，谷也；谷之所注者，胃也；胃者，水谷气血之海也；海之所行云气者，天下也；胃之所出气血者，经隧也；经隧者，五脏六腑之大络也。"《灵枢·动输第六十二》曰："胃为五脏六腑之海，其清气上注于肺。"《素问·太阴阳明论篇》曰："阳明者表也，五脏六腑之海也……脏腑各因其经而受气于阳明。"上面说得很明白：胃是水谷气血之海，也是五脏六腑之海，是产生营卫之气的地方，

87

五脏六腑皆禀气于胃和胃经，所以调营气就必须从胃入手。因为足三里是胃的下合穴，合治内腑，所以调胃首取足三里。历代医家注重和胃气的思想，与此同理。

"四关主治五脏"和"阴有阳疾者取之下陵三里"，虽然分别说的是五脏病和六腑病的治疗原则，但只是有所偏重而已。四关也可治六腑，所以《灵枢·九针十二原第一》说："凡此十二原者，主治五脏六腑之有疾也。"三里也可治五脏，所以《灵枢·五邪第二十》说："邪在脾胃……皆调于三里。"《灵枢·胀论第三十五》治疗五脏六腑之胀用"三里而泻，近者一下，远者三下，无问虚实，工在疾泻"。

三、合治内腑

针灸治疗急性阑尾炎效果良好，常用的穴位有天枢、上巨虚、阿是、曲池等。1985 年一位针灸专业的本科生患急性阑尾炎，那时我担任这个班的兼职辅导员，当我闻讯赶到医院时，他已经换上病人衣服马上要进手术室了。从没做过手术的他心里特别害怕，问我能不能不做手术。我想：如果以后他知道针灸可以治疗阑尾炎他却动了手术，他会怎么想？如果我用针灸治好了他的阑尾炎，对其他同学提高学习针灸的兴趣是不是有帮助呢？想到这儿，我说："那咱就回学校，先针灸看看，不行咱再回来。"回到学校已经是晚上 9 点多了，用上面的几个穴位针后不到半小时，他的疼痛缓解，一夜没痛，第 2 天上下午又各针灸 1 次，为确保不出问题，又连针 2 天并让他去保健科输了 3 天液体。

针灸治疗急性阑尾炎的报道不少，有的人解释为什么用曲池穴是这么说的：阑尾炎病在大肠，曲池是大肠经的合穴，合治内腑，所以针之。这种解释是不对的。"合治内腑"不是指的"井、荥、输、经、合"的"合穴"，而是指"下合穴"。"合治内腑"出自《灵枢·邪气脏腑病形第四》，看一下原文就知道了：

　　黄帝曰：荥输与合，各有名乎？岐伯答曰：荥输治外经，合治内腑。黄帝曰：治内腑奈何？岐伯曰：取之于合。黄帝曰：合各有名乎？岐伯答曰：胃合于三里，大肠合入于巨虚上廉，小肠合入于巨虚下廉，三焦合入于委阳，膀胱合入于委中央，胆合入于阳陵泉。

很显然，合治内腑的"合"就是六腑的下合穴。

这几年给杂志审稿，我发现不少针灸医师对下合穴的概念还是没搞明白。例如说足三里是胃经的下合穴，这一说法就是错误的。下合穴是六腑的下合穴，而不是某经的下合穴。比如，上巨虚是大肠的下合穴，你就不能说它是大肠经的下合穴，因为上巨虚根本就不在大肠经上。

为什么下合穴可以治疗六腑病呢？原文是这么说的："岐伯答曰：此阳脉之别入于内，属于腑者也。"也就是说，从胃经、胆经、膀胱经这3条足阳经上，从6个下合穴处别出了6条支脉直接到六腑。再说得详细一些：从胃经的足三里处别出了一条支脉，直达胃腑；从胃经的上巨虚处别出了一条支脉，直达大肠腑；从胃经的下巨虚处别出了一条支脉，直达小肠腑（大肠、小肠的下合穴都在胃经上，所以《灵枢》有一句话叫"大肠小肠皆属于胃"）；从膀胱经的委阳处别出了一条支脉，直达三焦腑（三焦的下合穴在膀胱经上，所以《灵枢·本输第二》说"三焦者……属膀胱，是孤之府也"）；从膀胱经的委中处别出了一条支脉，直达膀胱腑；从胆经的阳陵泉处别出了一条支脉，直达胆腑。关于"合穴"和"下合穴"治疗六腑病的区别，打个比喻，合穴是普通列车，每站都要停一下，到达终点比较慢；下合穴则是直达专列，从出发地到目的地一站都不停，到达的时间比普通列车要快得多。

因为"荥输治外经，合治内腑"是放在一起说的，许多人没有仔细看《灵枢》的原文，就望文生义地认为都是指"五输穴"而言，自然就会"差之毫厘，谬以千里"了。但令人遗憾的是，这一错误也出现在了新版的《腧穴学》教材中，这是非常不应该的。

四、病在阴之阴者，刺阴之荥输

关于荥穴和输穴的主治，前面提到了一句话是"荥输治外经"，即荥穴和输穴主要治疗外经病。在《灵枢·寿夭刚柔第六》又说："病在阴之阴者，刺阴之荥输。"什么是"阴之阴"呢？还是要看原文："是故内有阴阳，外亦有阴阳。在内者，五脏为阴，六腑为阳；在外者，筋骨为阴，皮肤为阳。故曰病在阴之阴者，刺阴之荥输。"所以"阴之阴"的第一个"阴"是指内为阴，第二个"阴"是指五脏为阴，"阴之阴"就是在内的五脏。也就是说，病在五脏者，可取阴经的荥穴和输穴。

有的学生曾经问过我："'荥输治外经'，说荥穴和输穴主要治疗外经病，'病在阴之阴者，刺阴之荥输'又说荥穴和输穴主要治疗五脏病，这不是相互矛盾吗？到底哪个说法是对的？"我的回答是："你能提出这一问题，说明你很善于思考。这两种说法都对，虽然表面上来看说的都是荥穴和输穴的主治，似乎是矛盾的，但只要你再仔细看一下《灵枢》的原文，以及其他地方对荥穴和输穴的应用，你就会知道两者的含义是不一样的，是一点也不矛盾的。'荥输治外经'说的是阳经，'病在阴之阴者，刺阴之荥输'说的是阴经。阳经和阴经的荥输穴主治特性有异，阳经的荥输穴主要治疗外经病，阴经的荥输穴则主要治疗内脏病。如《灵枢·五乱第三十四》曰：'气在于心者，取之手少阴、心主之输；气在于肺者，取之手太阴荥、足少阴输。'说的就是阴经的荥输主治五脏病。而接下来的话是：'气在于头者，取之天柱、大杼；不知，取足太阳荥输。气在于臂足，取之先去血脉，后取其阳明、少阳之荥输。'说的就是阳经的荥输治疗外经病。"

为什么阴经的荥输可以治疗五脏病呢？首先，五脏病应该取所属的阴经而不是阳经，如肺病就应该取手太阴肺经，而不是其他阳经，因为肺经属肺。再者，前面我们已经谈到五脏的原穴可以主治五脏病，而在阴经中，输穴即是原穴，所以阴经的输穴治疗五脏病也就好理解了。

下面我们看一下阴经的荥穴。"井、荥、输、经、合"合称为五输穴，阴经和阳经五输穴的属性是不一样的。从井穴到合穴，阴经是木、火、土、金、水，阳经是金、水、木、火、土。这种五输穴与五行的配合，首见于《难经·六十四难》："《十变》又言，阴井木，阳井金；阴荥火，阳荥水；阴俞土，阳俞木；阴经金，阳经火；阴合水，阳合土。阴阳皆不同。"五输穴的生克补泻法，就是根据经脉的五行属性和五输穴的五行属性，按照"实则泻其子，虚则补其母"的原则而选用穴位的。如肺经五行属金，土能生金，土为金之母，所以肺的虚证就应取肺经的属土的输穴太渊。详见《时间性病症的一针疗法》一章中的"十二经脉虚实证生克补泻取穴表"。

阴经的荥穴属于火，与五脏的阳气关系最为密切。火属阳，五脏属阴，所以调理五脏从阳气入手，也是《内经》"从阳引阴""阴病治阳"思想的具体体现。当五脏的阳气出现问题时，往往会出现面部及全身皮肤（包括经脉腧穴）颜色的改变，如阳气虚则苍白，阳气过盛或有火则红赤，此时最宜取五行属火的"荥穴"治疗，所以《灵枢·顺气一日分为四时第四十四》说："病变于色者，取之荥。"

支气管哮喘用肺经的荥穴鱼际治疗，就是"病在阴之阴者，刺阴之荥输"的具体应用。

五、病在脏者，取之井

《灵枢·九针十二原第一》说："经脉十二，络脉十五，凡二十七气以上下，所出为井，所溜为荥，所注为输，所行为经，所入为合，二十七气所行，皆在五腧也。"井穴位于手足末端皮肉浅薄处，《灵枢》以水流为比喻，喻为水之源头，即十二经脉脉气所出之处。

为了说明脉气所出的"井穴"的重要性，《灵枢·根结第五》还以大树为比喻，指出脉气所出的"井穴"就是大树之根，称为"根"；脉气结聚的穴位好比是大树结的果实，称为"结"。对于根结的重要性，本篇说：

> 奇邪离经，不可胜数，不知根结，五脏六腑，折关败枢，开合而走，阴阳大失，不可复取。九针之玄，要在终始，故能知终始，一言毕，不知终始，针道咸绝。

可见井穴既是脏腑经脉之气所发的部位，是脉气之"根"，也是阴经和阳经脉气相互交接的部位。若脏腑之气郁闭于内，不能外达于四末，便是厥证。如《伤寒论》说："阴阳气不相顺接，便为厥。厥者，手足逆冷是也。"若郁闭太甚，内闭心神清窍，则会出现昏不知人，即"尸厥"等证。由于热邪郁闭于内者，还会出现"热深厥亦深"的情况，即病人烦躁，胸腹灼热，但手足逆冷，或伴有抽搐，甚则昏不知人。临床上常见的中暑和高热神昏就是这种情况，中医称之为火热内陷心肝。这种邪入五脏的急证，绝不可因其手足逆冷而误认为虚寒，误针躯干部的气海、关元等穴以补其元气，而是应该急刺十二井穴出血，使郁闭之脉气通达于外，阴经阳经脉气相接续，气血能沿十二经脉周流全身，则手足自温，神志可清。对于这种情况，《灵枢·九针十二原第一》有一段精辟的论述："五脏之气已绝于外，而用针者反实其内，是谓逆厥。逆厥则必死，其死也躁。治之者，反取四末。""反取四末"就是取四末的井穴可使其经气回返之意。但历代医家都将"反取四末"解释为误治，实非《灵枢》本意。

我所在的医院针灸科和小儿科相邻，小儿科门诊遇到高热神昏的患儿，有时就请我们针灸科的医师先为针刺开窍醒神，常用穴位是十二井穴点刺出血，甚者再加刺人中、印堂、百会等穴。如有一天晚上值班，小儿科来一高热惊厥患儿，小儿科医师急将我叫去，点刺十二井穴出血，术未毕，患儿已停止抽搐，大声啼哭，神识清楚，面色转红。

《史记·扁鹊仓公列传》记载了扁鹊救治虢太子厥的故事，至今传为美谈。我的看法是，扁鹊所用温熨两胁下的方法即本于《灵枢·九针十二原第一》。我们一起看一下："五脏之气已绝于内，而用针者反实其外，是谓重竭。重竭必死，其死也静。治之者，辄反其气，取腋与膺。"意思是说：本来是五脏之气大虚的病，而用针者却针刺其四末，即使针用补法，因为四末皮肉浅薄，四末的经气也易随针外出，这就加重了五脏之气的衰竭。这种"重竭"的病人甚则厥死，厥死时身体安静。治疗这种因脏气虚而厥死的病，当用补法使其气回返，可取胸与两胁部的穴位治疗。窦材的《扁鹊心书》擅长重灸两胁下的命关穴救治危重病症，实际上也是对这段论述的实践证明。

井穴位于四肢末端，该处神经末梢极为丰富，十分敏感，针感极强。俗话说"十指连心"，因而刺激井穴具有很强的醒脑、苏厥、开窍作用。历代医家皆常应用，如《针灸甲乙经》载，隐白、大敦治尸厥死不知人，脉动如故。《外台秘要》亦载，厉兑治尸厥口噤气绝，脉动如故。《乾坤生意》则说："凡初中风跌倒、卒暴昏沉、痰涎壅滞、不省人事、牙关紧闭、药水不下，急以三棱针刺手十指十二井穴，当去恶血。又治一切暴死恶候、不省人事及绞肠痧，乃起死回生妙诀。"

中医对于神识不清的病，便认为病已入五脏，如中风的中经络和中脏腑的区别就是有无神昏。所以"病在脏者，取之井"说的主要就是昏厥、不省人事的五脏病。因为井穴点刺出血有很好的清热泻火作用，所以临床上对于五脏的实热证，也常取井穴治疗。

六、从阴引阳，从阳引阴——俞募穴的应用

对于背俞穴和募穴的概念，一些初学针灸的人没有搞明白。例如，肺经的中府穴，也是募穴之一，有些人就说中府是肺经的募穴。这种说法是

错误的，之所以错误，就是因为没有搞清楚背俞穴和募穴的概念。

　　背俞穴是脏腑之气输注于背腰部的部位，募穴是脏腑之气输注于胸腹部的部位。请大家注意，这里说的是脏腑之气而不是经络之气，也就是说，背俞穴、募穴是直接与脏腑相联通的部位所在。这就是"阴阳经络，气相交贯；脏腑腹背，气相通应"。例如上面提到的中府穴，是肺的募穴而不是肺经的募穴，它与肺的联系并不是通过肺经"起于中焦，下络大肠，还循胃口，上膈，属肺，从肺系横出腋下……"而联系的，而是肺脏之气有一条专用通路直接输注于中府穴。

　　除中府外，其他的背俞穴和募穴大都不在相应脏腑所属的经脉上。如中脘是胃的募穴，不在胃经而在任脉上，不能叫胃经的募穴；关元是小肠的募穴，也不在小肠经而在任脉上，不能叫小肠经的募穴；天枢是大肠的募穴，不在大肠经而在胃经上，不能叫大肠经的募穴……背俞穴都在足太阳膀胱经上，不能叫膀胱经的背俞穴。关于背俞，《灵枢·九针十二原第一》说："五脏五腧，五五二十五腧；六府六腧，六六三十六腧。"《灵枢·背俞第五十一》就是专论背俞穴的，开篇便说："黄帝问于岐伯曰：愿闻五脏之俞，出于背者。"说的就是脏腑之背俞，而不是经脉之背俞。

　　因为俞募穴是脏腑之气直接输注的部位，所以脏腑有病，就会在对应的俞募穴出现反应。临床最典型的例子就是心肌梗死，会出现上腹部疼痛，不少人误以为胃痛。

　　例如10年前的一个傍晚，我到一个药店拿点药，刚进门，就见一位50多岁的男子双手抱腹进来，说刚才因胃痛请坐堂的老中医开了个方子，还没来得及吃就越来越痛。此时坐堂的老大夫已经下班。药店的老板认识我，便请我帮助看一下。我见病人坐趴于诊桌上，便用双手拇指按压其至阳、灵台穴，连续按压约5分钟，疼痛没有缓解。这大大出乎我的意料，因为在我治过的几十例急性胃痛中，按压此穴短则数秒，长则3～5分钟都能止痛，还从来没有无效的病例（这一方法下面还要详细介绍）。我看病人脸色苍白，满头冷汗，又仔细问其疼痛的部位，是在剑突下心口处，以巨阙穴为中心。我怀疑可能是心肌梗死，便一边用双手按压其内关、郄门穴，一边说马上找车将病人送某省级医院急诊科。患者的家就在药店旁边，1个小时后送他的邻居回来相告心电图没有大问题，现还在医院观察。1周后我再去药店，病人的家属见了我连连称谢，说第二天一早再做心电图，确诊为心肌梗死，经抢救病人已脱离生命危险，过几天就出院。此例病人，明明是心肌梗死，为何开始心电图却无明显异常？是否与按压穴位有关？留待今后验证。

这样的例子还有不少。一二十年前，听说我所在的医院就有 2 位大夫死于心梗，而生前他们都把自己的上腹痛误为胃痛。前几年，某单位一位 40 多岁的领导干部因卒发心肌梗死去世，在他生前的不到一年，我们闲谈时他提及经常胃痛，每次疼痛就吃吗叮啉，几分钟或半小时左右就好了。我问了下疼痛部位，就是在巨阙穴处（胃痛多是以中脘穴为中心），就建议他去医院做个心电图检查，他说自己的心脏很好，也做过钡餐检查，就是胃的问题。因为我和他只是一面之缘，他又如此自信，便也不好再说什么了。

巨阙在脐上 6 寸，前正中线上，是心的募穴，所以心脏病就会在巨阙穴处出现疼痛。巨阙下 2 寸就是胃的募穴中脘，胃痛多是以中脘穴为中心。因为二穴距离较近，所以不仔细观察和检查，就很难区别，也正因为如此，《灵枢》中的"心痛"就包括胃痛在内，这是古人提醒我们，心痛和胃痛位置相近，宁把胃痛当心痛，莫把心痛当胃痛。

半年前我治过一个慢性前列腺炎的病人，年近 60，以小腹痛，有时牵及阴部及腰脊部疼痛不适 2 年余来诊。先在某省级医院诊为前列腺炎，因常规治疗无效，只好将前列腺切除，切除后症状也没有减轻，再行中药内服及针灸治疗，也无明显疗效。切诊发现：疼痛以脐下关元穴为中心，关元穴及肾俞按之虚软，尺脉弱。诊为小肠病，证属肾元亏虚，不荣则痛。为针下巨虚、太溪、会阴，并行蒸脐治疗，1 次见效，数次后疼痛即止。病人因经济原因，未再治疗，1 个月前又有复发，但较前已明显减轻，再如法施治，疼痛又止。此病为何诊为小肠病并针下巨虚呢？《灵枢·邪气脏腑病形第四》详细讲了六腑病的症状和治疗，让我们一起看一下：

> 大肠病者，肠中切痛而鸣濯濯……当脐而痛……取巨虚上廉。
>
> 胃病者……胃脘当心而痛……取之三里也。
>
> 小肠病者，小腹痛，腰脊控睾而痛……取之巨虚下廉。
>
> 三焦病者，腹气满，小腹尤坚，不得小便……取委阳。
>
> 膀胱病者，小腹偏肿而痛，以手按之，即欲小便而不得……取中央。

请大家注意一下疼痛等症状的部位。胃病是"胃脘当心而痛"，即以胃的募穴中脘为中心疼痛；大肠病是"当脐而痛"，即以大肠的募穴天枢为中心疼痛；小肠病是"小腹痛"，即以小肠的募穴关元为中心疼痛；三焦病是"腹气满，小腹尤坚"，症状是以三焦的募穴石门为中心；膀胱病是"小腹偏肿而痛"，症状是以膀胱的募穴中极为中心。对于六腑病的治疗，因为"合治内腑"，所以分别取下合穴治疗。

因为俞募穴是脏腑之气输注的部位，所以针刺背俞和募穴就可以治疗相应脏腑的病。例如胃病，可取募穴中脘和背俞穴胃俞；肺病，可取募穴中府和背俞穴肺俞。背俞穴和募穴既可以单独使用，也可以配合使用，配合使用时，称为俞募配穴法。本书中提到的张善忱教授指针胆俞治疗胆绞痛的案例，就是单独使用了胆的背俞穴。

《素问·阴阳应象大论篇》说："故善用针者，从阴引阳，从阳引阴。"《难经·六十七难》说："阴病行阳，阳病行阴。"五脏为阴，六腑为阳；腹为阴，背为阳。"阴病行阳"就是五脏病常多反映于背俞穴，"阳病行阴"就是六腑病多反映于腹部的募穴。因此，在临床上治疗五脏病多取背俞穴，这叫"从阳引阴""阴病治阳"；治疗六腑病多取募穴，这叫"从阴引阳""阳病治阴"。

七、脏腑病症的用穴规律

通过以上的分析，我们可以知道：与五脏六腑关系最密切的穴位是背俞穴、募穴和原穴，除此之外，与六腑关系最密切的还有下合穴。脏腑病症的用穴规律有以下几点。

1. 五脏病的用穴规律

五脏病的用穴规律是首取背俞穴或原穴，也常用募穴。可单独使用，也可配合使用。此外，邪闭五脏出现神昏者，当刺井穴；欲调五脏阳气，当取荥穴。

如肺脏病可选取肺俞、太渊、中府；肝脏病可选取肝俞、太冲、期门；脾脏病可选取脾俞、太白、章门；肾病可选取肾俞、太溪、京门；心病可取厥阴俞、膻中、大陵。

心病为何要取心包的俞募穴和原穴呢？《灵枢·邪客第七十一》说："故

诸邪之在于心者，皆在于心之包络。"因为心包为心之外围，有代君受邪的作用，所以凡是由心之外的病邪侵犯心脏者，皆应治心包。由于心自身的原因产生的病症，方可治心，可取心俞、巨阙、神门。《素问·灵兰秘典论篇》说："心者，君主之官，神明出焉；膻中者，臣使之官，喜乐出焉。"打个比方，如果说心是皇帝，心包则是皇帝身边的太监，如果有人要刺杀皇帝，必须先过太监这一关，此时与刺客战斗者，只能是太监而不是皇帝；相反，如果皇帝本人病了，让太监替皇帝喝药无济于事，只有治疗皇帝本人才行。

如果五脏病有明显的虚实，可按五输穴的生克补泻法选择穴位，如笑不休是心之实证，可针神门等。具体用穴见《时间性病症的一针疗法》一章中的"十二经脉虚实证生克补泻取穴表"。

根据五脏的开窍理论，五官九窍的病症也可治疗相应的五脏，如目病治肝、耳病治肾等。

2. 六腑病的用穴规律

六腑病的用穴规律是首取下合穴或募穴，也常用背俞穴。如《素问·奇病论篇》就讲了胆病口苦的治疗："帝曰：有病口苦，取阳陵泉。口苦者，病名为何？何以得之？岐伯曰：病名曰胆瘅。夫肝者，中之将也，取决于胆，咽为之使。此人者，数谋虑不决，故胆虚，气上溢，而口为之苦。治之以胆募、俞。"即可取胆的下合穴阳陵泉，或胆募日月、胆的背俞穴胆俞治疗。

其他如胃痛、呕吐、反胃等一切胃病（胃炎、溃疡、痉挛等），可选取足三里、中脘、胃俞；腹痛、泄泻、痢疾、便秘、脱肛等一切肠病（急慢性肠炎、阑尾炎等），可选取下巨虚、天枢、大肠俞；淋证、癃闭、遗尿、尿失禁等皆属膀胱病，可选取委中、中极、膀胱俞。

五脏六腑的急性病症，都可取郄穴。如前面介绍的按压郄门治疗心梗，郄门就是郄穴。

此外，六腑病都可以用足三里，即"阴有阳疾者，取之下陵三里"。

八、脏腑病症的一针疗法举要

1. 胃脘痛

胃脘痛又叫胃痛，是指肚脐以上、剑突心口以下部位的上腹部疼痛。胃脘痛是临床常见症状，多见于胃痉挛、胃炎、胃及十二指肠球部溃疡等疾病。

胃痛的病位在胃腑。饮食不节、情志不畅、起居不时、感受寒邪等均可引起胃痛。针灸对本病有很好的止痛效果。

（1）至阳或灵台

以指代针，按压至阳、灵台穴，治疗急性胃痉挛有特效。我临床应用20多年，治疗急性胃痉挛数十例，短则3～5秒，长则3～5分钟，必能止痛，屡用屡效，从未失手，疗效之快捷远胜于服药。试举几例验案如下。

1984年，我大学尚未毕业，在济南市某市级医院急诊科室实习。在此科实习的第一天晚上跟老师值班，一青年男子抱腹来诊，诉上腹部疼痛较甚。这个病人我认识，来急诊科前我在妇产科实习，他的妻子已住院待产10余天。值班的老师让病人躺在床上检查了腹部，对我说"是胃痉挛"。趁老师洗手的时间，我让病人俯卧于床上，用双手拇指用力按揉其至阳穴和灵台穴，按了不足半分钟，看见老师已洗完手，便对病人说："起来吧。"等到病人回到诊桌旁，老师已将处方开毕，病人拿到处方说："大夫，我现在一点也不痛了，还用吃药吗？"

1986年，我吃完晚饭下楼打水，遇见一男同学搀扶一女同学迎面走来，走近一看都认识，是1983级的。女同学是我的同乡，说是胃痛得厉害，正要去医院看急诊。我问了下，是体育活动后喝凉水吃凉饭引起的，料定是急性胃痉挛，便带两人一起到了我的宿舍。我让她俯卧于床上，将双手拇指放于其至阳穴和灵台穴上，行圆圈状按揉，用力以能耐受为度，同时令她行缓慢而深长的腹式呼吸。按了约有二三分钟，我问她："怎么样，还痛吗？"我刚说完，只见她从床上一跃而起，高兴地说："一点也不痛了。"我又拿出一支艾条对这个男同学说："你回去再用艾条给她灸灸足三里，可以预防复发。"两人称谢而去。

数年前，学院一青年职工突发胃痛，先服快胃片、元胡止痛片、胃必治，服后约有1小时，疼痛不见减轻。我让她俯卧于沙发之上，按压至阳、灵台穴，约有3分钟，疼痛消失。

还有许多类似的验案，不一一列举。知道此法的人都以为这是我的独特经验，实际上并非如此，此法也是源于《灵枢》，我只不过是把这一方法找了出来，并进行了临床验证而已。

《灵枢·杂病第二十六》曰："心痛，当九节刺之，按已刺，按之立已；

不已，上下求之，得之立已。"胃痛在《灵枢》中都叫心痛，但心痛并不一定都是胃痛，也包括心脏病导致的心口疼痛，至于其区别，前面已有论及。这句话的意思是说：胃痛的病人可针刺第九节，针刺前要先按压穴位，按压后疼痛缓解了再针刺，一般情况下按压穴位后疼痛可立即缓解或消失；如果按压了第九节疼痛没有缓解，应该在第九节的上下找穴位，只要找到了，再按压就会立即缓解或消失。

问题的关键是："九节"是何穴？我所见到的历代医家的解释，都认为九节就是第9胸椎棘突下的筋缩穴。我的看法是，九节并非第9胸椎棘突下的筋缩穴，而是第7胸椎棘突下的至阳穴和第7胸椎上的灵台穴。

我们知道，西医学把脊椎分为颈椎、胸椎、腰椎、骶椎等，所以颈椎也好，胸椎也好，都是西医学的解剖名词，《灵枢》那个时代的人，根本没有颈椎和胸椎的概念，凭什么就肯定第九节就是第9胸椎呢？

我看了下《灵枢》对椎体的称呼，有的地方叫"椎"，椎下称"焦"；有的地方叫"节"，两者的含义似乎并不相同。我认为，因为古人并没有颈椎、胸椎等概念，他们数椎体的方法主要有两种：一是从最大的椎体——第7颈椎下的大椎穴开始向下数，这种数法叫"椎"，椎间的部分叫"焦"，第1胸椎棘突下则是"一焦"，以次类推，《灵枢·背俞第五十一》就是用此法定背俞穴。二是低头时从出现的椎节开始向下数，这种数法叫"节"，一般低头时出现的第一个椎节是第5颈椎，数至第9节就是第7胸椎，第7胸椎上下各有一穴，上为灵台，下为至阳。

《灵枢》取穴讲究"揣穴"，往往是找有压痛点或按之快然的地方取穴。我在临床中发现，胃痛的病人其压痛点就在至阳穴和灵台穴，很少有在筋缩穴出现压痛者，按压筋缩也没有"按之立已"的效果，所以"九节"当指第7胸椎无疑。

按压至阳、灵台治疗急性胃痉挛应注意以下几个方面：一是体位。我发现坐位效果不好，可能与坐位按压时用力的方向有关，应取俯卧位。二是找穴方法。从两个肩胛骨下角找一连接线，与椎体相交的地方就是第7胸椎，上为灵台，下为至阳，一般情况下此二穴都有显著的压痛点；若压痛点不明显，可上移或下移一个椎体。三是按压方法。医者立于患者一侧，用双手拇指指腹分别放于至阳穴和灵台穴上，行圆圈状按揉，用力要垂直朝向腹部方向，用力大小以病人能耐受为度，按压时间一般为3～5分钟，按压时应嘱咐病人行缓慢而深长的腹式呼吸，以活动胃部，可提高疗效。

此法不仅对急性胃痉挛有特效，对各种胃痛也有效果。我在临床上治疗各种胃病，至阳、灵台是常用之穴，多用针刺之法，针后可拔罐。

至于取效之理，督脉为阳脉之海，至阳为阳气最多之意，按之可散寒温胃止痛。从西医学看，可能与神经节段支配有关。

至阳（DU 9）在第7胸椎棘突下凹陷中，灵台（DU 10）在第6胸椎棘突下凹陷中，见图30。

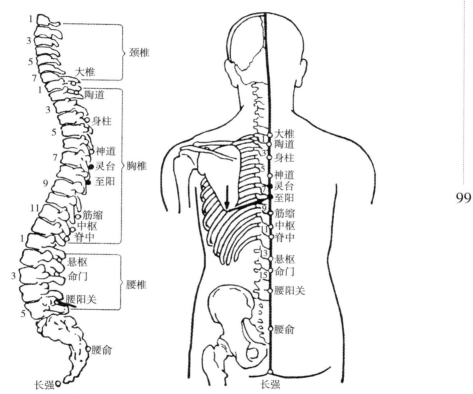

图30 至阳穴 灵台穴

（2）中脘

针刺中脘穴对急慢性胃痛都有效，对急性胃痛效果更好。

2005年，在我们大学毕业20周年聚会上，有两位同学分别送我一个绰号："高铁杆"和"高一针"。前者是说上大学期间，有不少同学曾经怀疑过中医或更喜欢西医，而我则是自始至终地痴迷于中医，执着地学习中医，是铁杆中医。后者的称号则有个来历，上学时这位同宿舍的同学患胃痛，我给他针中脘，一针止痛，自此得了这个雅号。没想到20多年前的一件小事，这位同学还记得这么清楚。

中脘是胃的募穴，是胃腑之气输注的部位，又是腑之会穴。胃痛是六腑病，六腑属阳，中脘在腹部，腹部属阴，所以胃痛针胃的募穴中脘，针灸术语叫"阳病治阴"，也叫"从阴引阳"。

针灸有一句俗话："背薄如饼，腹深如井。""背薄如饼"是说背部和饼一样薄，内有肺等重要脏器，背俞穴不可深刺，以免造成气胸等针刺事故。据说华佗发明夹脊穴就是与当时针刺事故有关。有人患咳喘，医官刘租为针肺俞等背部穴，因针刺太深，刺伤肺脏，造成气胸，最后病人不治身亡。华佗见刘租这样的名医也出问题，更不用说其他针灸大夫了，便发明了较为安全的夹脊穴以代替背俞。这个故事也说明了"背薄如饼"。

"腹深如井"是说腹部的穴位和"井"一样，比较深，可以深刺，一般不会有危险。中脘穴位于肚脐上4寸，即肚脐和胸剑联合连线的中点，深部是胃，可以深刺，针2寸之内，一般不会有任何危险；还有人报道深刺3～4寸，治疗胃痛效果良好。

100　　　中脘（RN 12）属任脉穴，在前正中线，脐上4寸，即肚脐与胸剑联合连线的中点处，见图31。

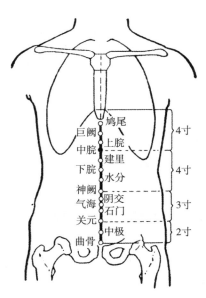

图31　中脘穴

（3）内关

内关既能理气止痛，又能和胃止呕，对胃痛伴有恶心呕吐者最为适宜。

内关是手厥阴心包经的络穴，一穴通心包和三焦两条经。据《灵枢·经脉第十》的记载，心包经"下膈，历络三焦"，三焦经"下膈，循属三焦"，都联系胃部。另据本篇记载："手心主之别，名曰内关……实则心痛……"此外，内关穴还是八脉交会穴之一，通阴维脉，"阴维为病苦心痛"，心痛就包括胃痛在内，所以内关是治疗胃痛及所有胃病的常用效穴。

多年前，临近春节的一天晚上，我到家乡的乡镇医院看望一位病人，刚从病房楼下来，就听见医院内有人大声呼喊："大夫！大夫！"可怎么喊也不见本院大夫的身影。出于职业的责任，我走近病人，原来是一位待产的孕妇，突发腹痛。我仔细问了下疼痛的部位，不在脐下而在脐上胃脘部，是因为饮食不慎所致，伴有恶心，乃断定非妇产科原因，可能是胃痉挛。便让她回到病床上，原想给她按压至阳、灵台穴，但是孕妇大腹便便根本无法俯卧，不方便按压，便用双手拇指按压其双内关穴，约5分钟，疼痛完全消失。

内关（PC 7）在腕横纹中央上2寸，掌长肌腱与桡侧腕屈肌腱之间，见图32。

（4）足三里

四总穴歌说："肚腹三里留。"足三里是胃经的合穴，也是胃的下合穴，"合治内腑"，用足三里治疗胃痛和胃病人多知之，这儿就不多说了。

不仅所有的胃病可用足三里，六腑病可用足三里，而且所有的脾胃病，不论其寒热虚实，也都可以用足三里。如《灵枢·五邪第二十》说："邪在脾胃，则病肌肉痛；阳气有余，阴气不足，则热中善饥；阳气不足，阴气有余，则寒中肠鸣腹痛；阴阳俱有余，若俱不足，则有寒有热。皆调于三里。"

足三里的主治病症很多，如孙思邈《千金要方》就认为足三里、膏肓、涌泉这三个穴位都可以主治百病。

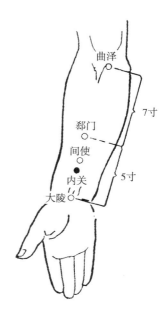

图32 内关穴

足三里（ST 36）在小腿前侧偏外，在髌骨下缘再下 3 寸，胫骨前嵴外一横指处，见图 33。

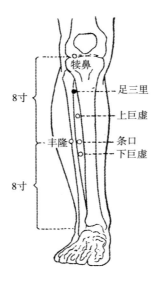

图 33 足三里穴

102 （5）公孙

在本书的引言中曾经提及，10 年前我因写书废寝忘食，导致胃痛时作。疼痛时我便自己针灸，中脘、内关、足三里、公孙等穴我都常用，前三穴称为"胃病三要穴"，但根据我自己的体会，如果单独使用，以公孙穴的疗效最好，一般针后即可止痛，但缺点是此穴皮肤角质层稍厚，针刺时较疼，难以长期坚持。

公孙是足太阴脾经的络穴，穴通脾胃两经。脾胃的关系极为密切，所以《素问》有一篇叫"太阴阳明论"就是合论脾胃的，金元四大家之一的李东垣所著《脾胃论》更是脾胃合论的专著。《灵枢·五邪第二十》主要是论述邪在五脏的症状和治疗，其他四脏都是说"邪在肺""邪在肝""邪在肾""邪在心"，唯独说脾脏时不说"邪在脾"，而是说"邪在脾胃"。以上都说明脾胃的关系是多么密切。所以公孙对脾胃虚弱或虚寒的胃痛最为适宜。

《灵枢·寿夭刚柔第六》说："病在阴之阳者，刺络脉。"这个"阴"指内属阴，"阳"指六腑为阳，"络脉"即络穴。有的医家认为这句话有问题，其原因就是把"络脉"当成皮肤上可见的孙络、浮络等"小络脉"了。《灵枢·九针十二原第一》说："经脉十二，络脉十五。"所以这儿的"络脉"就是"十五络脉"，这儿的刺络脉就是刺络穴。六腑病为什么要刺络穴呢？强调的是治疗六腑病不要忘了五脏，因为人体是以五脏为中心。说到这儿，你也就理解为什么《灵枢·九针十二原第一》也说"五脏有六腑，六腑有十二原"了。

此外，我还发现，公孙穴正处于足底反射区的胃部。这也可能是公孙治胃痛优于其他穴位的一个原因吧。

公孙（SP 4）在脚内侧，第1跖骨基底部的前下方，赤白肉际处，见图34。

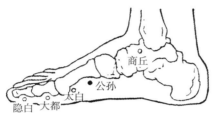

图34 公孙穴

（6）尺胃

尺胃是我发现并命名的治疗胃痛和胃病的一个穴位，位于右侧上肢太渊与尺泽连线的中点，即孔最下1寸处。我自己患胃痛，在此处压痛非常明显，之后在临床中发现，凡是胃痛或胃病的病人，都可以在此找到压痛或条索状物等反应点。因为这个穴位位于中医的"尺肤"部位，对应于胃部，可以治疗胃病，故名之曰"尺胃"。

从尺肤诊疗法看，尺胃穴正好是"中附上……右外以候胃"。从经络角度看，尺胃穴治疗胃痛，还与肺经"起于中焦……还循胃口"有关。

所以不管是从尺肤全息定位，还是从经脉循行看，尺胃穴都可以治疗胃痛及一切胃病。我的临床实践也证明了这一点。不忍自秘，公之于众请大家验证。

关于"尺肤"诊疗法，详见本书第四章《其他病症的一针疗法》中的"尺肤穴位的临床应用"。

尺胃的位置见图35。

（7）脐胃

脐胃也是我发现并命名的治疗胃痛和胃病的

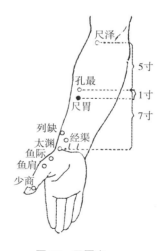

图35 尺胃穴

一个穴位，在肚脐左上方（相当于时钟的 1 ~ 2 点处）0.5 ~ 1 寸压痛点处（见图 36）。因为在脐部又可以治疗胃病，故名脐胃。

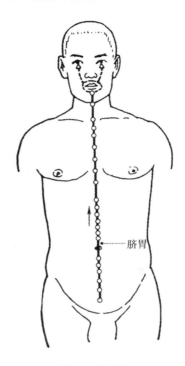

图 36 脐胃穴

前面曾提及五脏六腑在脐周都有缩影定位，但胃对应于脐周的何处呢？《难经》只讲了五脏的对应部位，没有讲六腑。我 1992 年出版的《中医脐疗大全》，曾按太极八卦图在脐部画了一个五脏六腑的缩影定位图，2005年看到博智云的腹针挂图，也引用了这个图。但直到今天，我仍在考虑这张图是不是完全正确。因为我发现胃痛时，胃并没有对应于八卦的艮位（相当于时钟的 7 ~ 8 点处），而是对应于坤位（相当于时钟的 1 ~ 2 点处），如果按病人的左右画太极八卦图，此处则对应于巽位。现将这个疑问提出来，希望大家一起探讨并请教知者。

我发现，临床上几乎所有的胃病患者在脐胃都有压痛点或可以按及动脉的搏动。除了以上的思考外，还可以结合气街理论解释。

《灵枢·卫气第五十二》主要就是讲六经标本和气街的问题。什么是气街呢？街，是大街的意思，人体除有十二经脉的上下纵向联系外，在胸、腹、头、胫这4个部位，还有4条经气聚集循行的横向大街，即"胸气有街，腹气有街，头气有街，胫气有街"。气街主要是加强了身体前后的横向联系，使"脏腑腹背，气相通应"。气街通达于外的部位，也就是所止的部位，叫门户。讲到气街的重要性，此篇有句话叫"知六腑之气街者，能知解结契绍于门户"。

"解结"就是解绳线之结，这是《内经》中常用的比喻。如《灵枢·九针十二原第一》说："今夫五脏之有疾也，譬犹刺也，犹污也，犹结也，犹闭也。刺虽久，犹可拔也；污虽久，犹可雪也；结虽久，犹可解也；闭虽久，犹可决也。或言久疾之不可取者，非其说也。夫善用针者，取其疾也，犹拔刺也；犹雪污也；犹解结也；犹决闭也……言不可治者，未得其术也。"

那么"契绍"是什么意思呢？隋·杨上善认为："绍，继也。"没说"契"是何意。明·马莳则说："能知六腑之气，往来有街，必能知所解、所结、所契、所绍之门户也。"说得含混不清。明·张介宾《类经》说："契，合也；绍，继也。"张志聪从其说。我认为，以上说法均欠妥，让人难以理解。"契绍"应该与"解结"的意思相近或相类。契，指用刀切刻。如《后汉书·张衡传》："斯契船而求剑，守株而伺兔也。"绍，是缠绕之意。如古诗《有所思》："双珠玳瑁簪，用玉绍缭之。"所以"契绍"就是用刀把缠绕的绳线切断之意。

"能知解结契绍于门户"，这句话是以用绳线将门户拴结起来为比喻，如果想从门户进去，就必须要把系的绳结解开，或者直接用刀把绳结割断，这样门户自然就开了，也就可以进出自由了。也就是说，如果知道了气街，治病就似解结和契绍般容易了。

那么4个气街通达于外的门户在哪儿，即止于何处呢？本篇说：

> 故气在头者，止之于脑；气在胸者，止之膺与背俞；气在腹者，止之背俞，与冲脉于脐左右之动脉者；气在胫者，止之于气街，与承山踝上以下。取此者用毫针，必先按而在久应于手，乃刺而予之。

我们看看腹气街，前面和后面各有一门户，后面的门户在背俞穴，胃病就在胃俞穴处；前面的门户在"冲脉与脐左右之动脉者"，冲脉离正中线0.5寸，并肾经上行，所以腹部的病症都可以在肚脐左右旁开0.5寸的地方找到动脉搏动并有明显压痛处，针刺时就在找到的这个反应点下针即可。如《灵枢·杂病第二十六》说："腹痛，刺脐左右动脉，已刺按之，

105

立已；不已，刺气街，已刺按之，立已。"

胃在腹部，所以与腹气街有关，我发现其压痛点一般情况下较为固定，即脐胃穴处。针刺时可直刺 1 ~ 2 寸，对胃痛和各种胃病都有一定的效果。我在临床上常与其他穴位配合使用。

2. 腹痛

腹痛，俗称"肚子痛"，是常见的临床症状，胃肠道和泌尿生殖系统等多种疾病都可以出现腹痛。腹痛有广义和狭义之分，广义的腹痛包括上腹部的疼痛如胃脘痛，狭义的腹痛则不包括胃脘痛在内。

前面谈"合治内腑"的时候，谈到脏腑病，特别是居于腹中的六腑病，多以募穴为中心出现疼痛，腹痛的部位不同，所取的穴位也有异。根据我多年来的临床观察，对于常见的慢性腹痛，这一辨证方法是可行的。

（1）足三里或中脘

主要治疗上腹部以中脘穴为中心的疼痛，即胃脘痛。在胃脘痛的一针疗法中已有论述。

中脘还是腑之会穴，从理论上讲，胆、胃、大肠、小肠、三焦、膀胱六腑病都可以取中脘，但对于治疗某个六腑的病（除胃腑外）来说，就未必是最好的穴位。比如一个多才多艺的人，唱歌、书法、足球等样样都会，但具体到每一个特长，与专业人才相比就不是最好的了。

中脘穴见图 31，足三里穴见图 33。

（2）上巨虚

脐周疼痛，即以双侧天枢穴为中心的疼痛，属大肠病，应取大肠的下合穴上巨虚。此种腹痛临床常见，多见于各种急慢性肠炎。只针上巨虚即可，也可配合天枢一起应用，效果良好。

上巨虚（ST 37）是足阳明胃经穴，在足三里下 3 寸，见图 37。

（3）下巨虚

脐下疼痛，特别是以关元穴为中心的腹痛，属小肠病，应刺小肠的下合穴下巨虚。因为脐下是人体元气（原气）所聚的地方，所以我临床所见的脐下小腹疼痛，几乎无一例外都是多呈隐痛，喜按，且按之虚软，证属肾元亏虚，如本书前面所提到的小肠病案例；还有一些病例在下午酉时（5 ~ 7 点）加重，可详参本书《时间性病症的一针疗法》。本来我还以为脐下痛属肾虚是

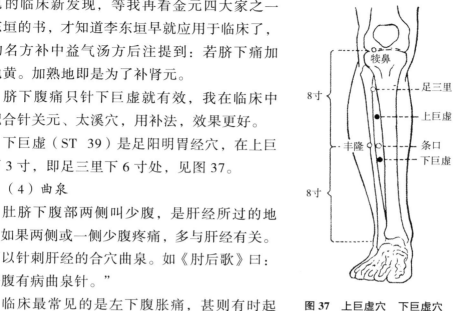

自己的临床新发现，等我再看金元四大家之一李东垣的书，才知道李东垣早就应用于临床了，他的名方补中益气汤方后注提到：若脐下痛加熟地黄。加熟地即是为了补肾元。

脐下腹痛只针下巨虚就有效，我在临床中多配合针关元、太溪穴，用补法，效果更好。

下巨虚（ST 39）是足阳明胃经穴，在上巨虚下3寸，即足三里下6寸处，见图37。

（4）曲泉

肚脐下腹部两侧叫少腹，是肝经所过的地方，如果两侧或一侧少腹疼痛，多与肝经有关。都可以针刺肝经的合穴曲泉。如《肘后歌》曰："脐腹有病曲泉针。"

图 37　上巨虚穴　下巨虚穴

临床最常见的是左下腹胀痛，甚则有时起包块，疼痛则欲大便，便后疼痛缓解，多见于慢性结肠炎患者。此病常用的中药方是白术芍药散，岳美中教授用四逆散加薤白也有良效，都是从肝论治，针曲泉也是此理，可配合阿是穴一起应用。

曲泉（LR 8）在膝关节内侧，屈膝，当膝内侧横纹头上方，半腱肌、半膜肌止端前缘凹陷中，见图38。

对于此类病人应嘱其条畅情志，勿恼怒，否则病因不除，病易反复。

妇科病人可见两侧少腹疼痛，但也多是以左侧少腹为重，此与肝气行于左有关。我的体会是，凡是左侧的病痛，许多都与肝有关。当用常规治疗无效时，结合脉证，此类病人多是胀甚于疼，多有走窜或起包块，伴心烦，左关脉大于其他部位，每遇生气即加重者，属肝郁无疑，当从肝论治，可针可药，多收佳效。

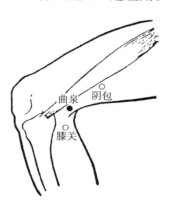

图 38　曲泉穴

3. 膈肌痉挛

膈肌痉挛俗称"打咯"，中医叫呃逆，在《内经》中叫"哕"。本病

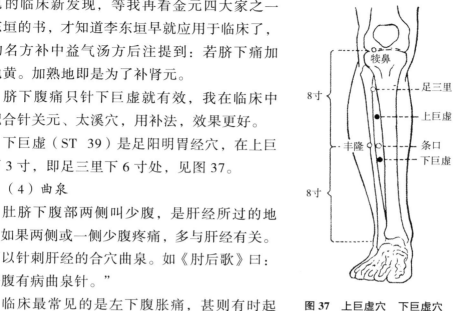

在临床中常见，轻重差别很大，轻者偶然发作，常可自止，重者则并见于其他急慢性疾病以及癌症、中风、流行性出血热等危重疾病中，常顽固难愈，称为"顽固性呃逆"。

在临床上一些病人甚至青年大夫，有时把呃逆和嗳气混为一谈，或者误把嗳气当呃逆。嗳气是饱食之息，多见于饱食后，其声较长，患者有时可以自己控制，嗳气后病人会感觉舒适；呃逆急促而短，病人无法自己控制，说话或吃饭时都可以突然发作，呃逆时可同时伴有腹部等身体的抖动，病人感觉不适或非常痛苦。

一般的中医书籍和教材中，认为呃逆的病机是胃气上逆。而临床所见，许多呃逆并非胃气上逆所致，按胃气上逆治疗也没有效果。如上大学期间，我曾经看过一篇报道，用炙甘草汤治疗中风后遗症的呃逆。炙甘草汤是《伤寒论》治疗心动悸脉结代的方子，似乎与呃逆风马牛不相及，当时我觉得这篇报道很有些奇谈怪论的味道，便摘录于笔记本中。类似的临床报道我摘录了不少，实习时我的笔记本也常常被同学们借去参考。有一位在内科实习的同学告诉我：病房有一个中风后遗症呃逆的病人，久治无效，她拿出我的笔记本给病房主任看了这篇报道，病房主任说可以试试，结果 3 服减轻，6 服呃止。之后每遇中风后遗症呃逆的病人，用炙甘草汤也多能获效。

这件事引起了我对呃逆病机的思考。书上说呕吐、嗳气、呃逆都是胃气上逆，那么为什么有的人表现为呕吐，有的人表现为嗳气，有的人表现为呃逆呢？表现不一样，其病机肯定不会完全相同，那么它们之间病机的差别到底是什么呢？

20 多年前刘献琳教授给我们讲《金匮要略》时，谈起当时的名医，说不少人只有理论没有临床，或者只有临床没有理论，都不是真正的"明"医，即明白医生。既有理论又有临床且最让他佩服的医家是岳美中和蒲辅周。现在回想起刘老师的话，我也有同感，岳美中和蒲辅周的书确实值得一看。对以上问题的思考，我就是从《岳美中医论集》《岳美中医话集》《岳美中医案集》（现合称《岳美中医学文集》）和《蒲辅周医疗经验》《蒲辅周医案》得到启发和灵感的。蒲辅周说：为医的诀窍在于一人一方。岳美中说：张仲景是既讲辨证又讲辨病的，《伤寒》讲辨证，《金匮》讲辨病，现在的许多医生只满足于辨证论治是不够的。这些话都值得我们好好思考。

现在我们再回到呕吐、嗳气、呃逆这三个病的病机上来。胃气以和降为顺，胃失和降，如果没有影响其他的脏腑，只是胃气上逆，轻者则恶心，重者则呕吐。如果胃气上逆影响到心，就会嗳气，如《素问·宣明五气篇》说："五气所病，心为噫。"噫即嗳气。临床上所见的嗳气患者，也多伴有心情不畅，当今治疗胃病的名家、河北省中医院原院长李恩复教授每见嗳气必加菖蒲，也是取其开心窍（见《神农本草经》）之功。至于为什么胃气上逆会影响到心，还是那句话："不明十二经络，开口动手便错。"大家可以自己去思考。胃居膈下，胃气上逆动膈就会呃逆，所以针灸治疗呃逆，常规的针灸处方是治疗胃气上逆的中脘、内关、足三里，再加上治膈的膈俞。

膈肌痉挛的病位在膈，因为胃居膈下，胃气一上逆就容易动膈，一动膈就会出现呃逆，所以呃逆的直接病机是动膈，而不是胃气上逆。胃气上逆可以动膈，其他脏腑的气机逆乱是否也可以动膈呢？当然可以，只不过临床上最多见的是胃气上逆而已。这也就是为什么用和胃降逆的丁香柿蒂散和中脘、内关、足三里只能治好大部分呃逆，对一小部分呃逆仍然无效的原因。

本书的前面讲"四关主治五脏"时提及膈为四关之一，是上焦和中焦的分界线，从经络来看，许多经脉也都过膈。所以不论是上焦的心、肺，中焦的脾、胃、肝、胆，下焦的肾、膀胱、大小肠（温病学派将肝列入下焦），其气机逆乱后，都可以动膈而出现呃逆，所以，呃逆应从三焦五脏论治，限于篇幅，此不赘述。

《素问·咳论》说："五脏六腑皆令人咳，非独肺也。"咳嗽主要治肺，但不能只治肺。呃逆也是如此，也可以说"五脏六腑皆令人哕，非独胃也"。再回头看一下《内经》，我们就会发现，《内经》治呃逆主要治胃，但又不是只治胃。如《素问·宣明五气篇》曰："胃为气逆为哕。"就说明呃逆主要与胃有关。《灵枢·口问第二十八》说："黄帝曰：人之哕者，何气使然？岐伯曰：谷入于胃，胃气上注于肺。今有故寒气与新谷气，俱还入于胃，新故相乱，真邪相攻，气并相逆，复出于胃，故为哕。补手太阴，泻足少阴。"说明呃逆不仅与胃有关，还与肺有关，本来是中焦胃的病，治疗却也可以从上焦的肺经和下焦的肾经入手。《灵枢·杂病第二十六》

则记载了 3 种治疗呃逆的简便方法："哕，以草刺鼻，嚏，嚏而已；无息而疾迎引之，立已；大惊之，亦可已。"其中的取嚏法，外治宗师吴师机《理瀹骈文》称之为开通上焦、治疗上焦病的第一捷法，我曾治一例顽固性呃逆，用通关散（猪牙皂研末）让患者嗅闻后，患者连打五六个喷嚏，呃逆立止。

我曾搜集过 1980 ~ 1990 这 10 年期间国内杂志独取一穴治疗呃逆的报道，计有 19 穴，分别是头项部 10 穴（攒竹穴、翳风穴、人迎穴、天鼎穴、天突穴、人中穴、安定穴、风池风府之间、咽后壁、耳穴膈），四肢部 8 穴（少商穴、太渊穴、内关穴、合谷穴、曲池穴、中魁穴、手针穴、照海穴），躯干部 1 穴（神阙穴）。这 19 个穴据报道都有较好的疗效。我在临床上的常用穴介绍如下。

（1）攒竹

攒竹穴治疗呃逆由龚瑞章于 1980 年报道于《浙江中医杂志》第 5 期，方法是让病人端坐，用双手拇指重按其双侧攒竹穴，其余四指紧贴其率谷穴，由轻到重持续按揉 5 ~ 10 分钟，治疗 30 例，一般呃逆能当即停止。顾耀平在 1987 年《江西中医药》第 1 期上又有类似的验证报道。

看到以上报道后，我便在临床上试用此穴治疗呃逆，发现此法对偶发的较轻的呃逆效果较好，按压时让患者深吸一口气，然后屏住呼吸（此即《灵枢·杂病第二十六》"无息而疾迎引之"之意），多能立即止呃，但对于一些顽固性呃逆或因器质性病变引发的呃逆，效果要差一些或者无效。按压攒竹穴稍下的眶下缘，效果比攒竹穴好。

攒竹（BL 2）属足太阳膀胱经，在眉头凹陷中，约在目内眦直上，见图 39。

多年前，我领着南京中医药大学杨兆民教授在张登部主任的陪同下参观附属医院针灸科，走进一个诊室，正遇一个呃逆的病人，其他医生已为之针中脘、内关、足三里等穴，针后呃逆不止。杨教授说："此病针灸或按压穴位一般可当时止呃。"言毕，就见张登部主任为之按压攒竹穴，果然呃逆立止。我与张主任在同一诊室多年，他针灸取穴看似平淡无奇，实则颇具章法，寓含深意，对一些顽固性病症，多能于平淡中见神奇。

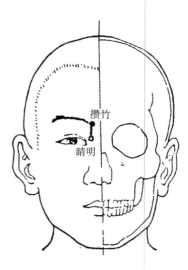

图 39 攒竹穴

（2）翳风

指压翳风穴（见图7）治疗呃逆，最早由南京中医药大学王启才教授报道于《新中医》1980年第4期，之后朱忠泽、顾耀平、张日等也有临床应用的报道。王启才教授在其新著《当代针灸医学新论》中提及他20年来用此穴治疗呃逆226例，3次以内总治愈率为95.13%，按压1次即止者占65.48%。此外，还有几篇用针刺或穴位注射翳风等方法治疗呃逆的报道。

我在临床上发现，按压翳风穴治疗呃逆疗效确实，一些按压攒竹无效的患者，按压翳风即可取效。现在我治疗呃逆，按压翳风穴已是首选之法。至于获效机理，呃逆总由气机逆乱所致，三焦是水火气机运行的道路，三焦经又主气所生病，故按压三焦经的翳风可止呃逆，可能与畅通三焦气机有关。试举几例验案如下：

多年前，本院内科一大夫领其表姐来诊。呃逆半月余。因食物中毒上吐下泻先在某省级医院急诊科治疗，之后便呃逆不止，病情稳定后转入其表弟所在的我院内科住院治疗，叠进中西药物1周余，呃逆仍不止，遂来试用针灸治疗。为之按压翳风穴，同时让患者深吸一口气屏住呼吸，连续按压约5分钟，自按压后呃逆即未再作，病人及这位内科同道深以为奇。

有一次我回家乡，刚进家门，就见一大腹便便的村干部呃逆不止地来到我家求治。询其因，乃酒足饭饱后呃逆。因与其很熟，便一边重重按压其翳风，一边诉说大吃大喝在群众中的不良影响和对身体的危害，还吓唬他如果再大吃大喝，此病极易复发且难以治疗。共按压约3分钟，不仅呃逆立止，以后还为老百姓省下了几桌酒钱。

大学一老师因患血液病在某省级医院血液肿瘤中心住院治疗，突发呃逆，数日不止，乃邀余诊视，为按双翳风穴，同时令其深吸气一口并屏住呼吸，连续按压5分钟，自按压后即未再呃逆。数年后本院内科一呃逆病人请我会诊，到病房一看，还是这位老师，说上次按压后，呃逆未作，近来因治疗血液病再次入院，又发呃逆数天，遂要求内科大夫请我会诊。我再为之按翳风，竟无寸效。细问病人症状，曰腹胀便难，忽思仲景于《金匮要略》有言："哕而腹满，视其前后，知何部不利，利之则愈。"此呃逆乃腑气不通，浊气上逆动膈所致，大便不通，则呃逆难止，当用通下之法，可用大承气汤内服。但针灸大夫在内科大夫面前开中药，似有不妥，思忖再三，乃用玄明粉 30 克、冰片 5 克，研末酒精调和外敷脐部，贴后大便畅行，呃逆即止。半年前，此老师又发呃逆求治，再按翳风及针刺中脘、内关、足三里、太渊等穴仍不能止，询之依然腹胀便难，处大承气汤与服，药后大便畅行，呃逆又止。

（3）太渊

10 年之前，在黄山召开的全国针灸腧穴学术研讨会上，北京中医药大学耿恩广教授介绍了自己针刺太渊穴治疗呃逆的经验，并说得之于著名针灸学家杨甲三教授，其理是因为肺经"起于中焦……还循胃口"。我 1991 年发表《一穴治疗呃逆概况》一文时，知道有人曾报道用此穴治疗呃逆，但一直未在临床验证。此次会议，听了耿老的介绍，回来后便一直想试一下此穴是否真有这么好的疗效。

一个周五的下午，科里正在开周会时，一个骨科的会诊单递到了张登部主任的手里，张主任看了下说："骨科有个骨折的病人患顽固性呃逆，大家谁过去给针一下？"我心里正想着太渊穴这件事，张主任话音刚落，我便自告奋勇地拿着会诊单来到了骨科病房。病人是个中年男性患者，因骨折仰卧于床上，整个身体和床正在随着响亮的呃逆声不住地上下抖动。我二话没说，为之针上了太渊穴，稍一捻针，呃逆立止，令陪同会诊的骨科大夫惊奇不已。

以后细读《灵枢》，方知呃逆治肺出于"口问篇"。

> 黄帝曰：人之哕者，何气使然？岐伯曰：谷入于胃，胃气上注于肺。今有故寒气与新谷气，俱还入于胃，新故相乱，真邪相攻，气并相逆，复出于胃，故为哕。补手太阴，泻足少阴。

之后又用太渊穴治疗了几例顽固性呃逆，有的当时能止住，有的留针 30 分钟呃逆仍然，后用其他穴位治愈。我的体会是，太渊穴所治呃逆，属肺胃气逆者疗效甚佳，对于其他病机引发的呃逆则疗效欠佳。

太渊（LU 9）是肺的原穴，在手腕掌侧横纹桡侧，桡动脉的桡侧凹陷中，参见图 27。

（4）乳中

数年前一青年男性患者因呃逆求治，因病人较多，便嘱一学生为之按压攒竹穴，持续按压约 5 分钟，呃逆不止；又嘱另一个学生再为按压翳风穴，持续 5 分钟呃逆仍不止；便亲自为病人再按压此二穴，仍然无效。再针太渊，留针约 20 分钟，还是无效；继加针中脘、内关、足三里、印堂透攒竹等，前后治疗 1 个多小时，呃逆依然。我又想起《卫生宝鉴》《万病回春》《景岳全书》等书都曾言及，呃逆不止灸乳下黑尽处或乳根穴有奇效，便将所有针取出，用氦氖激光治疗仪治疗其双侧的乳中穴，照射后不到 5 分钟，呃逆即止。

呃逆病位在膈，多属胃气上逆动膈所致，乳中或乳根皆属胃经穴，穴位的深处正是膈肌之所在，故用之有效。但乳中一般不针不灸，故用激光治疗仪照射之。许多古书如《续名医类案》等还记载灸期门可治呃逆，也与期门穴近膈有关，明其理，则可针可灸，期门穴对肝气上逆动膈的呃逆尤为适宜。

乳中（ST 17）在第 4 肋间隙，乳头中央，见图 40。

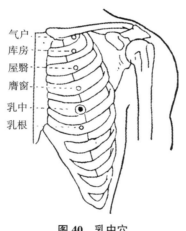

图 40 乳中穴

（5）中魁穴

中魁穴位于手背，在中指近端指间关节的中点，有降逆止呕止呃的作用，主要治疗噎膈、反胃、呕吐、呃逆等，一般多用灸法。如华延令 1984 年在《上海针灸杂志》第 1 期报道，用麦粒大小的艾炷灸中魁穴 5 ~ 7 壮，每日 1 ~ 2 次，治疗 5 例晚期肺癌并发呃逆者，一般灸 2 ~ 3 次即效。

多年前，我遇一呃逆患者，先按压攒竹和耳穴膈数分钟无效，后以毫针刺中魁穴，针入呃止。

中魁（EX-UE 4）是经外奇穴，在中指背侧近侧指间关节的中点处，握拳取穴，见图 41。

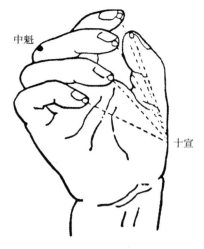

中魁

十宣

图 41　中魁穴

（6）太溪

太溪穴（图 9）治疗肾虚冲气上逆动膈引起的呃逆。

《素问·调经论篇》曰："肾气虚则厥。"厥者，逆也。足少阴肾经"上

114 贯肝膈"，故肾气上逆动膈，呃逆乃作。此种呃逆，病在下焦，用常规之
法治肺胃无效。

张士杰老师《古法针刺举隅》一书中载有妙用太溪治呃逆案，对取效
之理分析甚为透彻，摘录于下：

满某某，男，60 岁。3 年来，时发呃逆，每逢发作，至多二三日而已。
1978 年夏天再次发作时，虽服多种药物及针刺等治疗，逾一周尚不已，
呃逆频作，每分钟 10 余次，痛苦异常。两脉沉弱，舌质淡红，苔薄白。
此例乃肾阳不足，肾气沿冲脉而逆之哕。为之针双太溪穴，得气有如
鱼吞钩，立已。翌日虽又曾作，但频率已大减，共为之治疗 3 次，迄
今仍未复发。

考足少阴之脉从肾上贯肝膈，入胸中，肺根于肾，故哕之标在肺
胃，而哕之本在肾。补手太阴为助肺之阳，泻足少阴乃下肾之寒，故
对因有故寒而致之哕，均可用之以调。《素问·骨空论篇》："冲脉者，
起于气街，并少阴之经挟脐上行，至胸中而散。"故仅刺太溪亦可治
疗因阴虚阳亢或肾阳不足，火不归原所致的肾气不藏沿冲脉逆冲而上
之哕，包括较为难治的中枢性呃逆。

前面我们曾经提及用炙甘草汤治疗中风后遗症并发的呃逆效果很好，其因就是"君火不明，相火不位"，即心阳不足，肝肾阴虚，下焦相火不安其位而上冲动膈所致。因肾虚而发呃逆者临床并不少见，除太溪穴外，我在临床上还常用涌泉穴，针刺或用吴萸醋调贴之均可。至于其他古今文献中针照海、炙关元、炙气海等法，也都是从肾元论治。

神阙穴治疗呃逆也有良效。早在1990年我在图书馆查找有关脐疗的资料时，学院的一位老师相告：其父住院期间呃逆不止，后用麝香贴肚脐神阙穴而愈。多年后遇一暴怒后引起呃逆不止的患者，我遍用以上诸法并加针期门、膻中、肝俞、行间、阳陵泉，治疗了近2个小时，呃逆仍不止。因临近下班，只好处方麝香0.5克贴脐，翌日回访，言贴药后数小时即上吐下泻，呃逆辄止。神阙穴联系十二经，麝香通行十二经，对于气郁之实证呃逆，用常规方法无效时，此法往往有效。但麝香走窜太甚，虚证或孕妇禁用此法。

我临证20多年来治疗呃逆数十例，除3例无效外，其余皆当时止呃。附记3例无效病例如下：

某晚，中医药大学某教授因其叔叔呃逆不止邀余去其家针灸治疗。在此之前，我治疗的所有呃逆皆是1次治愈，走前便胸有成竹地对家人说："此病我去可手到病除。"几岁的儿子感到好奇，也随我前往。病人年届六旬，每年必发呃逆数次，其侄乃中医名家，每发则服中药治疗，后来发现不管是否服药，总要呃逆一周余方止。此次发作刚1天。先为按压翳风，不效；再按攒竹，无效；继针太渊，无效；再针太溪，无效……共治疗1小时有余，呃逆仍不止，又将自带麝香约0.1克给他贴于肚脐神阙穴，看时间已近深夜，只好回返。

前年，一同事的岳父因尿毒症行换肾手术，术后呃逆不止，邀余针治。为之按压翳风、攒竹，针太渊、太溪、涌泉等约1小时，呃逆仍不止。因翌日出差，未再为之针治。出差回济南后才知病人呃逆已止，用的是已故名医冯鸣九先生之验方（白蔻仁9克，山楂核30克，研末吞服）。

2个月前，一同事介绍一七旬外地男性患者来诊。呃逆数月不止，身患中风、肾病等多种疾病，需每日透析。为开炙甘草汤合冯鸣九之验方，每日针灸2次，开始几日有效，呃逆曾一度停止。继针、灸、药并用，共治疗10余天，我观其神色衰败，脉象无胃气，加之遍施诸法无效，乃告同事另请高明诊治。病人走后研究生问我："您治病向来非常自信，还经常说病不可治者，未得其术也。为何这次却不再继续治下去了呢？"我对他们说："《内经》有言：'病深者，其声哕。'此病人面色失神，脉象无胃，根据经典论述，其呃逆恐是危候。对此类病人我接触得不多，心中没底，当再请高明积极治疗才是对病人真正的负责任。前几年每遇疑难病症，我治疗效果不好时，往往要推荐给张殿民教授或张珍玉教授诊治，他们也往往是平淡中见神奇，病人的病好了，我也受益匪浅。很可惜两位老师因操劳过度均已经驾鹤西去了。我怕直接婉拒病人对其心理会造成负担，告诉同事也实属无奈之举。"半月前这位同事告诉我，病人已于数天前去世。

4. 急性胰腺炎

急性胰腺炎是指胰腺及其周围组织被胰腺分泌的消化酶自身消化的化学性炎症。临床以急性腹痛，发热伴有恶心、呕吐，血与尿淀粉酶增高为特点，是常见的消化系统急症之一。按病理学及临床表现，分为急性水肿型胰腺炎与急性出血坏死型胰腺炎两种。前者多见，临床上占急性胰腺炎的 90%，预后良好；后者虽少见，但病情急重，并发症多，病死率高。

地机

1988 年 4 月，我所在的医院在济南市历下区窑头村开办了一个针灸联合诊所，我被派往。一日上午，我赶到诊所时，见诊所里的青年药工仰卧于诊疗床上，呻吟不已，诊所内聘请的一位老中医已为之针中脘、内关、天枢、足三里、公孙等穴。细询之，乃因昨晚饮酒暴食，凌晨突发剧烈上腹部疼痛，伴恶心呕吐，即去对面省某行业医院急诊，查血、尿淀粉酶皆高于正常值，又行 B 超检查，诊为急性胰腺炎，拟收入院治疗。出于经济原因，他又回到了诊所。留针近 1 小时，仍呈持续性腹痛，阵发性加重。其时我所在医院的另一位高年资医师赶到，再为换穴重新针刺，留针 30 分钟起针后，疼痛依然。两位同行前辈谦虚地让我再试试，我想起张善忱老师指压胆俞立止胆绞痛的案例和自己按压至阳、灵台可立止胃痛的经验，乃让病人俯卧，先按至阳、灵台约 5 分钟，疼痛未减；再在胰俞附近找压痛点，压痛点不甚明显，按压胰俞数分钟，仍然无效，只好作罢，并建议其输液治疗。过了一会，我突然想起曾经看过的一本小书，是盖国才写的《穴位压痛辨病诊断法》，说如果把压痛分为 4 级的话，在地机穴 2 级压痛提示乏力，3 级压痛提示糖尿病，4 级压痛即痛不可忍者见于急性胰腺炎。中医的脾脏与西医的胰腺关系密切，地机为脾经的"郄穴"，郄者急也，所以从理论上讲，地机应该对急性胰腺炎有效。想到这儿，我又从病房急返门诊，按压其地机穴，果然痛不可忍。乃将他领于病房之中，直刺双地机穴，行龙虎交战手法，针后一二分钟，疼痛渐缓，不到半小时疼痛全部消失。继续留针至上午下班，约 1 个半小时，其间行针数次，疼痛未作。继开大柴胡汤加味 2 剂与服。翌日再去门诊时，已完全恢复正常，也未再针，整个治疗过程没有应用任何西药。嘱其继服中药，适当节食，禁酒。之后在门诊半年期间，未再发作。

地机（SP 8）在内踝尖与阴陵泉穴的连线上，阴陵泉穴下 3 寸，见图 42。

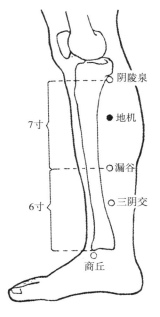

图 42　地机穴

5.支气管哮喘

支气管哮喘是因过敏原或其他非过敏因素引起的一种支气管反应过度增高而导致气道可逆性痉挛、狭窄的疾病。临床表现以发作性的带有哮鸣音的呼气性呼吸困难为主要特征。好发于初秋或冬季，其次是春季，至夏季则缓解，但也有常年反复发作者。本病可发生于任何年龄，但半数以上在 12 岁以前起病。根据病因可大致分为外源性哮喘与内源性哮喘两大类。

本病属于中医"哮证""喘证"范畴。病位在肺，病本在肾。病因病机为宿痰内伏于肺，复加外感、饮食、情志、劳倦等因素以致痰阻气道、肺气上逆所致。发作期临床证型有寒哮、热哮两大类，缓解期则可分为肺虚、脾虚、肾虚三型。

针灸对急性发作的过敏性支气管哮喘有一定的止喘作用。据国内杂志报道，可单穴治疗本病的穴位有：天突、膻中、鱼际、孔最、定喘、大椎、内关、身柱、扶突、哮喘区（第 7 颈椎棘突到第 12 胸椎棘突宽 0.8 ~ 1 寸的脊背中线长方型区域）、清喘穴（奇穴，位于前正中线，天突穴和甲状软骨之间，相当于环状软骨与气管的交接处）、头针胸腔区、食中根（奇穴，位于食指中指间的根部）等。

我临床治疗本病，常用孔最、鱼际、神阙3穴。

（1）孔最

支气管哮喘急性发作者，针刺孔最穴有平喘的作用。田从豁教授和臧俊岐于1982年分别在《云南中医杂志》第4期和《河南中医》第6期报道过针刺和电针孔最穴治疗支气管哮喘的疗效，即刻平喘的有效率分别为84%和100%。

哮喘是肺病的典型症状。孔最是手太阴肺经的"郄穴"，因郄能救急，所以对急性发作的哮喘有平喘救急之效。我曾治一青年男子因对花粉过敏突发哮喘，呼吸困难，为针双孔最穴，未及半小时，哮喘自止。

孔最（LU 6）在尺泽与太渊的连线上，腕横纹上7寸处，参见图27。

（2）鱼际

针刺鱼际穴治疗哮喘，也有多篇报道。如方永乐在《新医药学杂志》1978年第10期报道，针刺鱼际穴治疗哮喘20例，其中18例针刺后肺部哮鸣音明显减少或消失。刘泽光又于1985年在《中国针灸》第1期报道针刺鱼际穴（向掌心方向斜刺5分左右）治疗支气管哮喘200例，总有效率达98.5%。

看到以上报道后，我在临床中试用，发现针此穴对于支气管哮喘确实有效。这也引发了我的思考。之后我才发现，用鱼际治疗哮喘最早见于《灵枢·五乱第三十四》：气"乱于肺，则俯仰喘喝，接手以呼……气在于肺者，取之手太阴荥、足少阴输"，指出气乱于肺的哮喘，可取手太阴荥穴鱼际通阳气而平喘，取足少阴输穴太溪温元阳而纳气。

鱼际五行属火，有通达肺经阳气之功，对于寒邪束肺，气管痉挛的哮喘用之最宜；对于肺经火热引发的哮喘，亦可收泻火止喘之效。对于以上两种情况的哮喘，单用鱼际即有良效。若肺气虚甚，当加太渊；阳气虚甚或肾不纳气者，宜配太溪。

鱼际（LU 10）在第1掌骨中点桡侧，赤白肉际处，参见图27。

（3）神阙

以拇指按压神阙穴，每次500下，每日1次，连续2~3个月，可补益人体的元气，改善过敏体质，预防过敏性哮喘的发生。

也可在肚脐拔罐，方法是：拔罐5分钟即将罐取下，再拔5分钟再取下，连拔 3 个 5 分钟为 1 次，每日拔罐 1 次，坚持拔 2 ~ 3 个月，可改善过敏体质。

以上方法不仅对过敏性哮喘有效，对过敏性鼻炎、荨麻疹等其他过敏性疾病也有效，关键是要长期坚持，至少需要 2 ~ 3 个月，时间短了难以取效。详见拙著《中医脐疗大全》。

6. 心绞痛

心绞痛是冠状动脉硬化、狭窄和（或）痉挛，心肌发生急剧而短暂的缺血、缺氧而引起的临床综合征。

典型的心绞痛发作，具有以下特点：典型的疼痛部位是在胸骨上、中段的后方（胸骨后疼痛），有时可稍偏左，也可较为广泛地涉及心前区大部，少数病例疼痛部位可在胸骨下段，甚至在上腹部。疼痛可放射至左肩，并沿左臂的前面内侧到达小指与无名指，有时疼痛可放射至颈部、咽部及下颌部。疼痛的性质是带有一种压迫和紧缩感觉的持续性闷痛，常伴有窒息感，有时可有濒死的恐惧感，伴面色苍白、冷汗等。发作的诱因最常见是体力劳动，其次是情绪激动。疼痛多持续 2 ~ 3 分钟，一般不超过半小时。

心绞痛属于中医"胸痹""心痛"的范畴。病位在心或心包，因为"邪之在心者，皆在于心之包络"（《灵枢·邪客第七十一》），心包有代君受邪的作用，所以疼痛的部位多在心包的募穴膻中穴的深处（胸骨后疼痛）；甚则疼痛出现于心的募穴巨阙穴处（上腹部），并沿手少阴心经或手厥阴心包经放射（左臂的前面内侧到达小指与无名指，有时疼痛可放射至颈部、咽部及下颌部）。

因为心为五脏六腑之大主，肺、脾、肾、胃、胆等经脉皆入心，所以其他脏腑的病症，均可影响到心而发生心痛，《灵枢·厥病第二十四》就详细论述了肾心痛、胃心痛、脾心痛、肝心痛、肺心痛的症状和针灸治疗方法，其中提到的"真心痛，手足青至节，心痛甚，旦发夕死，夕发旦死"，与心肌梗死极为相似。现在一般的说法是张仲景创立了辨证论治的方法，我不同意这一观点，如果不否认经络辨证是一种辨证方法的话，那么经络辨证的方法在《灵枢》中已经较为完备了。所以准确的说法应该是张仲景创立了六经辨证的方法，而不是辨证论治的方法。

（1）内关

针刺内关（图32）治疗心绞痛有很多的临床报道，也有不少的实验研究以阐明其机理。从中医理论看，为什么内关对心绞痛有较好的疗效呢？

《灵枢·经脉第十》曰："手心主之别，名曰内关，去腕二寸，出于两筋之间，循经以上系于心包，络心系。实则心痛，虚则为头强，取之两筋间也。"因为内关是心包经的络穴，从此处别出一条分支既"上系于心包"，又"络心系"，所以针刺内关就可以治疗心痛等一切心病。此外，内关还是八脉交会穴之一，通阴维脉，《难经·第二十九难》曰"阴维为病苦心痛"，说明针刺内关治疗心痛还与调理阴维脉有关。

也正因为内关穴对心痛有确实的疗效，所以后人在四总穴歌"肚腹三里留，腰背委中求，头项寻列缺，面口合谷收"的基础上又加上了一句"心胸内关谋"，变成了五总穴歌。

（2）至阳

中国人民解放军第二六六医院内二科主任王维庭主任医师于1987年在《中西医结合杂志》第4期上报道了按压至阳穴（图30）治疗心绞痛的方法。我大约记得其发现用至阳穴治疗心绞痛的过程是这样的：有一个奇怪的病人，每次心绞痛发作，必将背紧靠于墙上就可缓解，此病人微有驼背，后来他仔细观察，靠于墙上的部位正是第7胸椎棘突下的至阳穴。他就考虑心绞痛缓解是否与挤压了至阳穴有关，结果发现按压至阳穴果然可以缓解心绞痛，起效时间多数为5～10秒，于是他便发表了《按压至阳穴缓解心绞痛临床实验观察》一文。之后他又想，能否在至阳穴处埋藏一按摩装置治疗心绞痛呢？一年后，他又在《中西医结合杂志》1988年第8期发表了《至阳穴埋藏微型助压器治疗心绞痛的临床观察》一文。之后他又进行了动物实验研究，发现按压家兔至阳穴可对抗垂体后叶素导致的急性心肌缺血。根据皮肤－内脏反射形成原理，压按至阳穴能引起心脏活动的变化，使冠状动脉痉挛缓解，损伤缺血型心电图改善。多普勒超声心动图证实，刺激至阳穴，左室射血分数、心脏每分钟搏出量增加，心肌耗氧量降低，即增加了心肌供氧，减少了耗氧量，恢复了心肌需氧与供氧之间的平衡。他的这些研究成果，获解放军总后勤部科技进步二等奖，发明的穴位助压器，被国家专利局受理了专利申请。

实际上按压至阳穴治疗心绞痛，早在《灵枢·杂病第二十六》篇中就有明确记载："心痛，当九节刺之，按已刺，按之立已；不已，上下求之，得之立已。"在胃痉挛的一针疗法中，我们已对这一段进行了解释：心痛包括心绞痛和胃脘痛，九节即第7胸椎。

从中医理论如何解释至阳穴可以缓解心绞痛呢？我认为可能与以下两点有关。一是经脉所通，主治所及。至阳是督脉上的一个穴位，都知道督脉行于后正中线，但实际上督脉还有一条分支，并且入心中，如《素问·骨空论篇》曰："督脉……其少腹直上者……上贯心。"一是寒主收引，"有寒故痛也"，治疗心绞痛首当温通阳气。督脉为阳脉之海，至阳穴又为阳气至盛之处，所以按压至阳穴可温通心阳，散寒解痉，阳气通阴寒散，则绞痛自止。

7. 喜笑不休

俗话说：笑一笑，十年少。笑口常开有好处，但凡事都有个度，笑也是如此，如果不分场合总是无缘无故地笑，并且自己不能够控制，那就是病了，就需要治疗。

神门

1996年我在针灸病房期间，就碰上这么一例病人。周某某，男，70岁。因脑梗死肢体活动不利入院。进修和实习大夫反映，给患者针灸时他经常控制不住地笑，常常被吓一跳。平常也动不动就喜笑不休。我查房时嘱停用所有的中西药物和原来的针灸治疗，先治其笑，每日上午针刺双神门穴，用泻法，留针1小时左右。一周后再去查房时，病人再也不无故发笑了。乃停针神门，恢复治疗其脑梗死。

进修和实习医师问："为何针神门？"我说："本于《灵枢》。"数日后又有学生问："把《灵枢》看了几遍，好像没有用神门治疗笑不休的记载。"我说："读经典要悟，要无字中求字，我用少海穴治疗脏躁，也是本于《灵枢》。"

《灵枢·本神第八》有这样一段话：

> 肝藏血，血舍魂，肝气虚则恐，实则怒。脾藏营，营舍意，脾气虚则四肢不用，五脏不安，实则腹胀经溲不利。心藏脉，脉舍神，心气虚则悲，实则笑不休。肺藏气，气舍魄，肺气虚则鼻塞不利少气，实则喘喝胸盈仰息。肾藏精，精舍志，肾气虚则厥，实则胀，五脏不安。

必审五脏之病形，以知其气之虚实，谨而调之也。

这一段说的是五脏病的虚实病候，但对于如何治疗，应取什么穴位，此篇没有说明，只是说"必审五脏之病形，以知其气之虚实，谨而调之也"。《素问·调经论篇》也有类似的记载，并说明了治法，但只有肾脏的虚实证明确说出了穴位："志有余则泻然筋血者，不足则补其复溜。"即肾气实的腹胀当泻肾经的荥火穴然谷，肾气虚的厥逆证当补肾经的经穴复溜。这是根据"实则泻其子，虚则补其母"的原则取的穴位：肾五行属水，金生水，金为水之母，所以肾虚证当补五行属金的肾经经金穴复溜。水生木，木为水之子，按说肾的实证应泻五行属木的肾经井穴涌泉，因为井穴大都皮薄肉浅，且疼痛较甚，不便行施补泻手法，所以《难经·七十三难》说："诸井者，肌肉浅薄，气少不足使也，刺之奈何？然，诸井者，木也；荥者，火也。火者，木之子，当刺井者，以荥泻之。"所以便用肾经的荥穴然谷代之。

"笑不休"是心的实证，心五行属火，火生土，即土为火之子，所以心经的实证就应该刺心经的输土穴神门。

据我的临床体会，五输穴的生克补泻法确实有效。下面的脏躁针刺少海也是本于此。至于其他四脏的虚实证，也当然可以应用一针疗法，知其理则妙用在人。

神门（HT 7）在腕横纹尺侧端，尺侧腕屈肌腱的桡侧凹陷中，见图43。

8. 脏躁

"脏躁"是中医的一个病名，其主要症状是悲伤欲哭，不能自已。此病首见于《金匮要略·妇人杂病》："妇人脏躁，喜悲伤欲哭，象如神灵所作，数欠伸，甘麦大枣汤主之。"《灵枢·本神第八》说："心气虚则悲。"所以脏躁是心之虚证。为什么用小麦呢？《灵枢·五味第五十六》说："心病者，宜食麦。"《灵枢·五音五味第六十五》也说："谷麦……手少阴，脏心，色赤，味苦，时夏。"

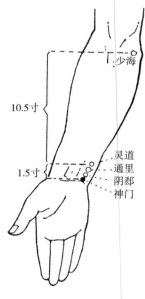

少海

10.5寸

灵道
通里
阴郄
神门

1.5寸

图43 神门穴

可见用小麦主要就是养心气。仲景不愧为医圣，深得《内经》奥旨。

少海

心五行属火，木生火，木为火之母，按照"虚则补其母"的原则，脏躁应取心经五行属木的穴位，即井穴少冲，但少冲皮肉浅薄，不便行施补法，根据"补井当补合"的原则，改用心经的合穴少海。临证治疗数例，皆有良效。

如多年前曾治疗一位女性患者，30岁。问其病，未及言语即泪流满面，悲哭不已。其母代诉：时时悲哭，不能自已，已经半月有余。伴有失眠、心悸，昨夜服用6片安定也未入眠。舌淡苔薄，脉象细弱。证属心虚脏躁，乃独取双少海穴，用补法，留针30分钟后欲起针时，发现患者已酣然入眠。在其母的要求下，又留针近1小时至下班时，才将熟睡中的病人叫醒。翌日来诊，说自针后即未再哭，昨晚未服安定睡眠也很好。继针1次，同时处甘麦大枣汤合桂甘龙牡汤6服与服。随防半年，一直未复发。

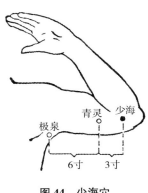

图44 少海穴

123

少海（HT 3）在肘内侧，屈肘，当肘横纹内侧端与肱骨内上髁连线中点处，见图44。

9. 慢性胆囊炎

慢性胆囊炎是临床常见病，常见症状是右胁部或右上腹部疼痛不适，多呈胀痛或闷胀感，可向右肩部放射，症状在多食油腻及情志不畅后发作或加重。腹部B超可以确诊。

慢性胆囊炎属中医"胁痛"的范畴。病位在胆，与肝胆经有关。如《素问·脏气法时论篇》曰："肝病者，两胁下痛引少腹，令人善怒……取其经，厥阴与少阳。"

（1）阳陵泉或胆囊穴

胆囊穴在阳陵泉下2寸，虽是奇穴，也在足少阳胆经上，主治各种胆囊病症。

阳陵泉（图17）则是治疗胁痛的要穴，如金·窦默《通玄指要赋》说："胁下肋边者，刺阳陵而即止。"明·李梴《医学入门》说"胁痛只须阳陵泉。"至于晋·皇甫谧《针灸甲乙经》说的"胁下榰满，呕吐逆，阳陵泉主之"，则极似慢性胆囊炎的症状。

临床治疗胆囊炎，应该按《灵枢》"揣穴"的方法在阳陵泉及其下方找压痛点，哪儿压痛明显，就在哪儿针刺。按照《灵枢》的观点，这个压痛点是因人而异的，只要出现在阳陵泉穴的附近，就是胆的下合穴阳陵泉的所在。所以阳陵泉也好，胆囊穴也好，治疗胆囊炎的道理都是"合治内腑"。

（2）丘墟透照海

丘墟是胆的原穴，五脏六腑的病，都可以取相应的原穴，胆囊炎是胆腑的病，自然也就可取丘墟了。

从文献记载看，历代许多医家都用丘墟治疗胁痛。如晋·皇甫谧《针灸甲乙经》曰："胸满，善太息，胸中膨膨然，丘墟主之。"唐·孙思邈《千金要方》曰："丘墟，主胸痛如刺。"金·刘完素《素问病机气宜保命集》曰："两胁痛，针少阳经丘墟。"明·高武《针灸聚英》曰："胁痛，肝火盛，木气实，有死血、痰注、肝急。针丘墟。"明·沈子禄《经络全书》曰："李东桓曰：两胁痛，刺少阳丘墟。"

前些年看贺普仁《针灸治痛》一书，其用丘墟治疗胁痛的方法是丘墟透照海穴，临床试用对慢性胆囊炎的胁痛，确有较好的效果。

慢性胆囊炎非一时可愈，胁痛等症状消失并不等于痊愈，应坚待长期治疗2～3个月甚至更长的时间，并嘱患者勿食辛辣油腻，少饮酒，保持心情舒畅，方可不再发作。用上穴治疗时，支沟、日月、胆俞等穴也可酌情配合使用。

丘墟（GB 40）在外踝前下方，趾长伸肌腱的外侧凹陷中，见图45。

10. 痛经

痛经是指妇女在经期及其前后，出现下腹部或腰部疼痛，每随月经周期而发，严重者可伴有恶心呕吐、四肢厥冷、冷汗淋漓甚至昏厥，影响

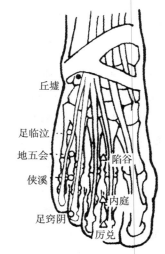

丘墟
足临泣
地五会
侠溪
足窍阴
厉兑
陷谷
内庭

图45　丘墟穴

124

日常生活。分原发性痛经和继发性痛经两类。经过详细妇科临床检查生殖器官无明显异常者，称原发性痛经，也称功能性痛经，多见于未婚或已婚未孕者。继发性痛经则指生殖器官有明显病变者，如子宫内膜异位症、盆腔炎、肿瘤等。

从脏腑辨证的角度看，痛经主要与肝、脾、肾有关，因此常规的针灸方法是取关元、三阴交、血海等足三阴经穴。我在临床中发现，当痛经发作时，针刺上述穴位的即刻止痛效果并不理想。后又反复思考痛经的治法，我认为，痛经的病位在胞宫，即女子胞。女子胞为奇恒之腑之一，因为冲脉、任脉、督脉皆起于胞中，所以本病的治疗也离不开冲、任、督脉。治肝、脾、肾三脏虽然不能说是错了，但好比隔靴搔痒，远不如调节冲、任、督脉而直接作用于胞宫速效。临证多用以下穴位治疗，疗效颇佳。

（1）十七椎

1985年我大学毕业后留学院针灸教研室任教，并担任了第一届针灸专业本科班的辅导员。那一年学院正好招收了第一届中医少年班，我的办公室兼宿舍和学生在一层楼上，有一个女生患痛经，知我是针灸老师，请我针灸，这也是我治的第一位痛经患者。我先按常规的针灸处方为其针关元、三阴交、血海等穴，留针30分钟，疼痛未见明显减轻。起针后我本想再为其针八髎等穴，但发现没有明显的压痛点，反而在十七椎压痛非常明显，先用拇指为其按压了不到1分钟，学生疼痛已基本消失，继针此穴，针后疼痛消失。之后又治几例痛经，也是针关元、三阴交等穴都未能即刻止痛，为之按压、针刺十七椎疼痛立止。

20多年来，凡遇疼痛，我恒用十七椎先按压后针刺，多能即刻获效。如2004年的一天下午，学院正在开会期间，未散会一年轻女教师即起身离开，散会后她到我办公室表示歉意，并说因痛经难忍不得不离开。我观其面色苍白，询之痛经已有数年，便让其俯卧，为之按压十七椎约2分钟，疼痛立即缓解。

在针刺十七椎穴时，也可加刺承山穴，用3寸毫针向上斜刺，起针后可在十七椎拔罐5～10分钟，效果更好。

十七椎（EX-B 8）在第5腰椎棘突下（见图46），虽是经外奇穴，实际是在督脉循行线上，针之取效，与督脉为阳脉之海，又起于胞中有关，对于寒凝血瘀的痛经，用之最宜。痛经多为腹痛，腹部属阴，十七椎在腰骶部，腰骶部属阳，所以十七椎治痛经也属"从阳引阴""阴病治阳"。

126

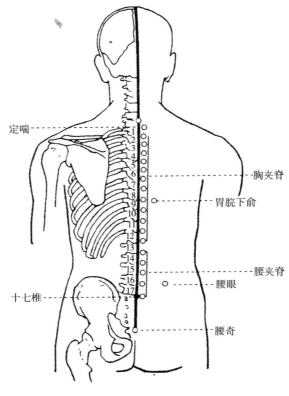

定喘

胸夹脊

胃脘下俞

腰夹脊

腰眼

十七椎

腰奇

图46　十七椎穴

（2）神阙

神阙治疗痛经疗效颇佳，我已经指导两位硕士研究生完成了相关硕士课题。我在整理脐疗文献的过程中，发现脐疗治疗痛经的效果不错，便让研究生马玉侠在山东省滨州市中医妇科研究所所长、妇科名医郑其国主任医师的具体指导和帮助下，将隔药灸脐法治疗原发性痛经作为其研究课题，结果治疗30例，有效率达100%，当她将这一结果告诉我时，我说："医学上没有百分之百。"她委屈地说："老师，我认真地做了30例，就是没有无效的。"我说："这可能与你观察的病例数过少有关。"此成果获滨州市科技进步二等奖。后我又在天津市把处方制成了巴布贴，由研究生吕庆超先对山东中医药大学针灸推拿学院的女大学生进行了痛经患病的调查，后又将志愿者分为针刺组、隔药灸脐组、巴布膏贴脐组分别给予免费治疗，进行疗效观察，并进行了治疗前后血液流变学，雌、孕激素等的检测，发现巴布膏也有较好的止痛效果，但少数人贴后有局部皮肤过敏的现象，值得进一步研究。

从理论上讲，神阙穴可以通治一切妇科病症。为什么呢？妇科病的基本病机是冲、任、督、带4条经脉的损伤，而肚脐神阙一穴就直接与4脉相通。因不属针法范围，本书对此法不做详细介绍，有兴趣者可参看拙著《中医脐疗大全》第二版。

痛经是针灸治疗的优势病种，除以上穴位外，据报道单用次髎、地机等穴也有良效，治疗痛经的针灸方法也是丰富多彩。2006年，由笔者主持的"针灸治疗原发性痛经的优化方案及临床共性技术研究"已列入国家"十一五"支撑计划重点科研课题。

11. 急性扁桃体炎

急性扁桃体炎是临床常见病，主要症状是咽喉疼痛，可伴有发热，口腔检查可见一侧或双侧扁桃体肿大。

本病属于中医"乳蛾""咽喉肿痛"等范畴。中医认为，咽通于胃，喉通于肺，咽喉为肺胃之系，所以本病病位虽在咽喉，但病本却在肺、胃。多由于风热或肺胃之火上攻所致。针刺治疗本病效果很好。

（1）少商

少商（LU 11）是手太阴肺经的井穴，在拇指桡侧指甲角旁约0.1寸（参见图27）。前面我们已经提到"病在脏者取之井"，凡是五脏的实热证都可以取井穴点刺出血。

急性扁桃体炎临床上主要有两种情况：一是风热毒邪客于咽喉；二是过食辛辣烟酒等，胃热火毒上攻咽喉。前者病在肺，后者病在胃。无论哪种情况，都可以刺少商出血。因为肺经"起于中焦，下络大肠，还循胃口，上膈，属肺"，所以刺少商一穴，不仅可散肺经之风热毒邪，还可清胃肠腑热，对于急性扁桃体炎有良效，不少患者针刺出血后咽喉疼痛可立即减轻。

如治高某，25岁。咽喉疼痛1日，余无明显不适。查右扁桃体发红，充血明显，Ⅱ度肿大。点刺右侧少商穴，

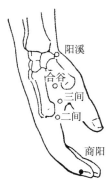

图47 商阳穴

挤血 10 余滴，疼痛立止。嘱其多喝水，仅治疗 1 次，不药而愈。

（2）商阳

商阳（LI 1）是手阳明大肠经的井穴，在食指桡侧指甲角旁约 0.1 寸（见图 47）。如果是过食辛辣烟酒等，胃热火毒上攻咽喉导致的急性扁桃体炎，可取商阳穴点刺出血。

刺少商、商阳穴治疗本病时宜注意以下几点：一是点刺前宜先用手分别沿拇指或食指向末端快速推挤血液数次，并用手捏紧，使穴位处充血。二是点刺时多用三棱针或采血针，点刺时要快、准，点刺的深度要适当，以能挤出较多的血液为度，太浅了不出血，太深了病人感到疼痛。三是出血的原则是"血变而止"。血色越深，说明热毒越重，出血以血液颜色变为正常为度。若点刺后血色变为正常，说明热毒已出；若血色没有变为正常，色仍较深，说明火热未除，尚需再次治疗。四是点刺后应嘱患者多饮水，忌食辛辣及牛羊肉等温热性食物。五是一般情况下只点刺即可，若已化脓，或伴有发热等全身症状者，可配合内服清热解毒中药或抗生素。

12. 美容

爱美之心人皆有之。在物质生活水平不断提高后，人们对美的要求越来越迫切，于是乎，各种美容化妆品铺天盖地，美容手术也越来越复杂和昂贵。但再好的化妆品和美容手术所带来的也只是外表的局部的美，无法改变整个机体内在的憔悴。

真正的美是自内而外的，是健康而自然的美。我在临床中发现，许多中年患者，特别是女性中年患者，针灸一段时间后不仅病情好转，更普遍的变化是面部皮肤的气色明显好转，人也显得年轻了。

这一现象引起了我的注意与思考。俗话说：男人四十一朵花，女人四十豆腐渣。世界上女性的寿命普遍比男性高，为什么却是女性容颜更易老呢？为什么男性过了 50 岁后就通常被称为"小老头"了呢？

当我再次通读《内经》时，却发现这些问题的答案就在《内经》里。面容由姣好变为憔悴，《内经》中称为"面焦"。"焦"读 qiáo 音，与憔同义，即憔悴之意。《素问·上古天真论篇》说："女子……五七，阳明脉衰，面始焦，发始堕。六七，三阳脉衰于上，面皆焦，发始白。"说明女性一般从 35 岁左右，阳明经脉的脉气就开始衰少，面部开始憔悴，头发也开始掉得多了；42岁左右，三阳经的脉气都衰少了，不能上荣于面，那么面部就全部憔悴了，头发也开始白了。男子的情况则是："五八，肾气衰，发堕齿槁。六八，阳气衰竭于上，面焦，发鬓颁白。"说明男性40岁左右的时候，首先是肾气衰，表现为头发掉得多了，牙齿也开始枯槁，但面色并没有太大的变化；到了48岁左右，三阳经的脉气衰少了，不能上荣于面部，面部憔悴，鬓角的头发开始变白。

头面部为诸阳之会，诸阳经皆上于面部，尤其是足阳明胃经，多气多血，行于整个面部。所以面部主要是靠三阳经的气血来滋养的，若三阳经的脉气虚衰，尤其是足阳明胃经的脉气虚衰，面部得不到足够的气血滋养和温煦，那么面色也就变得憔悴了。许多胃病的病人，大都面部萎黄无泽，也是这个原因。所以要想面部美容就应该从三阳经，尤其是足阳明胃经入手。如《素问·太阴阳明论篇》说："阳明者，表也，五脏六腑之海也，亦为之行气于三阳，脏腑各因其经而受气于阳明。"可见，许多中老年患者，特别是中年女性，针灸一段时间面色明显好转，就是因为针刺足阳明经的穴位，可使其"行气于三阳"和"脏腑各以其经受气"的缘故。

（1）足三里

足三里（图33）是胃的下合穴，也是胃经的合穴，是调理胃气的要穴。只要是病在胃腑或胃经，不论其虚实寒热，皆可取足三里治疗。这一点在《灵枢·五邪第二十》中说得很清楚："邪在脾胃……阳气有余，阴气不足……阳气不足，阴气有余……阴阳俱有余，若俱不足……皆调于三里。"

足三里对面部皮肤气色有很好的调整作用。什么原因呢？《灵枢·寿夭刚柔第六》说："病在阳之阳者，刺阳之合。"什么叫"阳之阳"呢？有些医家望文生义，有不同的解释，实际上这一篇已经说得很明白了，第一个"阳"是指在外属阳，第二个"阳"是指皮肤为阳，所以"阳之阳"就是在外在皮肤。也就是说，凡在外在皮肤的病都可以取阳经的合穴治疗。这也是为什么皮肤病常用曲池、足三里、委中等合穴的原因。朱琏的《新针灸学》治疗外感表证，也常用曲池、足三里、阳陵泉等穴，也是"病在阳之阳，刺阳之合"的客观实践。因为面部主要是足阳明胃经所过之处，在三阳经中，阳明经气血又最多，所以刺胃经的合穴就可以治疗胃经的"阳之阳"，即面部皮肤的病症，自然也就有很好的美容作用。

胃经气虚的病人，足三里按之虚软，针刺时针孔多呈凹陷。因是胃经虚证，应该使用补法，透皮后缓慢进针，"必一其神，令志在针"，"若行若按，如蚊虻止"，若能出现针下搏动感，说明"气之至也，如鱼吞钩饵之沉浮"，病人也会感到自足三里至解溪的一过性跳动感，多数情况下，旁观者也能用肉眼观察到这一跳动。我的体会是，右侧足三里出现的频率高于左侧，出现这种得气反应时，效果会更好。

一般针 10～15 次左右面色即可开始好转，针孔处的凹陷也会减轻或消失，继续针至 1～2 个月，面色就会鲜明而有光泽了。

（2）人迎

山东中医药大学魏履霜副教授擅长用人迎穴（图21），不论何种病症，皆让病人仰卧于床上针其人迎穴，疗效颇佳，患者接踵，人称"魏人迎"。我曾与她同诊室多年，针人迎后，许多患者面部有发热感，面色明显好转。她认为人迎穴上连脑，下通心，通过调理心脑，即可治疗全身各种病症。

因为是亲眼所见，我 20 多年来也常用人迎穴，发现其治疗作用确实很广，并有较好的美容作用。这也引起了我的思考。

孙思邈《千金翼方》说："凡诸孔穴，名不徒设，皆有深意。"人迎穴在颈前部，位于喉结旁 1.5 寸，颈总动脉搏动处，因正值切诊部位的人迎脉，故名人迎。隋·杨上善《黄帝内经太素》对人迎穴的解释是："结喉两箱，足阳明迎受五脏六腑之气以养于人，故曰人迎。"在《灵枢·经脉第十》等篇中，专门论述了如何以人迎脉的搏动情况来判断十二经脉虚实证，并据此而采取"盛则泻之，虚则补之"的补泻手法。

凡是能诊断疾病的部位，就是可以治疗疾病的部位。如十二原穴所在的"四关"、耳诊耳针系统等，莫不是如此。彭静山教授的眼针疗法，就是从眼诊法而来的。多年前，我就开始查找有关资料，欲编写一本《中医寸口疗法》，即以诊脉的寸口部位治疗疾病，后又交给几位同道编写，惜由于种种原因至今未能如愿。

颈项部是人体躯干最窄之处，自然也就是经络最密集之处。《灵枢》对这一部位尤其重视，曾经多次特别提到颈项部的穴位，也值得我们思考。

如《灵枢》第二篇是"本输"，主要是讲五输穴，但在讲完五输穴后，却接着谈到了颈项部的穴位：

> 缺盆之中，任脉也，名曰天突，一；次任脉侧之动脉，足阳明也，名曰人迎，二；次脉手阳明也，名曰扶突，三；次脉手太阳也，名

曰天窗，四；次脉足少阳也，名曰天容，五；次脉手少阳也，名曰天牖，六；次脉足太阳也，名曰天柱，七；次脉颈中央之脉，督脉也，名曰风府。

《灵枢·根结第五》记载：

> 足太阳……入于天柱、飞扬也；足少阳……入于天容、光明也；足阳明……入于人迎、丰隆也；手太阳……入于天窗、支正也；手少阳……入于天牖、外关也；手阳明……入于扶突、偏历也。

可见阳经所入的部位一是颈项部诸穴，二是各经的络穴。

《灵枢·经脉第十》是专论十二经脉与十五络脉的，十二经脉除手厥阴心包经外，其余十一条经脉都行于颈项或咽喉部。

《灵枢·经别第十一》是专门论述经别的，多数经别至颈项咽喉或"出"于颈项部。

《灵枢·寒热病第二十一》则专门提到了颈项部穴位的主治作用，并名之曰"天牖五部"：

> 颈侧之动脉人迎，人迎，足阳明也，在婴筋之前。婴筋之后，手阳明也，名曰扶突。次脉，足少阳脉也，名曰天牖。次脉，足太阳也，名曰天柱。腋下动脉，臂太阴也，名曰天府。……此为天牖五部。

仔细阅读和思考《灵枢》为何用这么多的篇幅反复强调颈项部，对于理解人迎穴的美容作用应该有所裨益。

但人迎穴处有颈部动脉及颈动脉窦，针刺时宜避开动脉，不宜针刺太深和大幅度提插捻转，起针后宜按压针孔，以防出血。总之人迎穴的针刺要求较高，手法不熟练者，还是慎用为好。

在临床进行针灸美容时，足三里和人迎可交替或一起使用。

13. 养生保健

俗话说：健康是一，其他都是零。人莫不喜生而恶死，随着社会的发展和生活水平的提高，人们对养生保健也越来越重视。可以说，健康就是硬道理，能健康快乐地多活几年或几十年，就是人生最大的成功和幸福。

我刚学习中医时，最想弄明白的问题有两个：一是怎么样才能学好中医，二是怎么样才能长寿。对于第一个问题，我的答案是熟读经典和大量的临床实践，这个问题后面还要讲。这里主要谈一下我对第二个问题的看法。

年轻时受武侠电影和小说的影响，我曾经想当然地认为练内功的太极大师们必定也和张三丰一样长寿，但当我满怀希望去查知他们的年龄时，却发现许多太极或气功大师寿命并不长，不少人只活了五六十岁。我认为"气"是客观存在的，但道法自然，调气养生则可，若用于技击或治伤疗疾，一则心不静而气不和顺，二则必然耗气伤身，这也就是"真人不露相，露相不真人"的寓意所在。

历代的皇帝多不长寿，这是因为纵欲过度，"以欲竭其精，以耗散其真，不知持满"，耗伤肾精元气所致。

暴饮暴食者多不长寿，如相扑运动员，少有长寿者。此因饮食不节，"以酒为浆，以妄为常"，脾、胃、肠受损所致。

熬夜者多不长寿，此因"不时御神，务快其心，逆于生乐，起居无节"，内伤五脏所致。

俗话说：生命在于运动。但运动员本来身体素质都很好，最后却多是伤病缠身，少有长寿者，这是因为"妄作劳"，即运动过度，生病起于过用所致。还有不少人天天坚持体育锻炼，却也英年早逝，此因只练皮肉筋骨，没练五脏六腑所致。

中医学特别重视养生保健，如《素问》第一篇"上古天真论"就是专门讲这个问题的。总结一下这一篇的观点，养生的十字要诀是：保精、调神、从气、节律、避邪。即外避邪气（"虚邪贼风，避之有时"），生活规律（"食饮有节，起居有常，不妄作劳"），内调精、气、神（"嗜欲不能劳其目，淫邪不能惑其心"；"恬惔虚无，真气从之，精神内守，病安从来。是以志闲而少欲，心安而不惧，形劳而不倦，气从以顺，各从其欲，皆得所愿"）。

我曾总结过历代许多寿星的长寿经验，各不相同，如饮酒问题，有的老寿星滴酒不沾，有的则每日必饮适量。但有两点经验是共同的：即一是心胸宽，精神愉快，心境安然；二是生活极具规律性，如饮食起居等。这也正是《内经》的观点。从内外的角度来看，内静外动，即内心静而不止，外体动而无过，是养生保健的关键所在。

"上工治未病"，注重养生保健是《内经》重要的学术观点，是非常正确的。任何疾病都是由量变到质变的过程，西医学现在所能发现的各种疾病，大都已是质变的状态。疾病在量变状态的时候，现在的各种仪器检查往往难以发现其异常，而中医通过望、闻、问、切，即可以发现其蛛丝马迹，通过养生保健，调动机体的自我调节能力，即可消灭疾病于无形之中。如《灵枢·邪气脏腑病形第四》所说："正邪之中人也微，先见于色，不知于身，若有若无，有形无形，莫知其情。"指的就是疾病的早期状态。高明的医生，即上工，应该尽早地治疗疾病。如《素问·阴阳应象大论篇》说："故邪风之至，疾如风雨，故善治者治皮毛，其次治肌肤，其次治筋脉，其次治六腑，其次治五脏。治五脏者，半死半生也。"《素问·四气调神大论篇》也说："是故圣人不治已病治未病，不治已乱治未乱，此之谓也。夫病已成而后药之，乱已成而后治之，譬犹渴而穿井，斗而铸锥，不亦晚乎？"

精、气、神是人之三宝，三者是密不可分的。如《灵枢·本神第八》说："故生之来谓之精，两精相搏谓之神。"《灵枢·营卫生会第十八》说："营卫者精气也，血者神气也。"《素问·阴阳应象大论篇》则说："气归精……精食气……气伤精，精化为气。"通过针灸养生保健，就是未病先防或将疾病消灭于量变状态。我们前面已经提到，"用针之类，在于调气"，"凡刺之道，气调而止"。针灸主要调节的就是经气，即真气，包括营卫之气和原气。《素问·上古天真论篇》讲得很清楚，人的衰老一是从肾气衰开始，二是从阳明脉衰开始，这一点我们在肩周炎和美容的一针疗法中都已经谈过了，此不赘述。所以针灸的养生保健和治疗疾病也就应该首先从胃经和肾经入手，从调理营卫之气和原气入手。这也就是为什么《千金要方》中提到足三里、涌泉、膏肓俞三穴百病皆治的原因所在。

（1）足三里

足三里（图33）是保健要穴，古今中外的医家应用足三里保健者甚多，疗效确实，当代对足三里保健作用的机理研究也很多。胃为水谷之海，是营卫之气化生之处，有胃气则生，无胃气则死，所以和胃气在养生保健中意义重大，食饮有节可以养生的重要原因就是养胃气。足三里是胃的下合穴，合治内腑，是调理胃气的第一要穴。女性一般从35岁左右阳明脉气始衰，49岁左右冲脉始衰，而冲脉隶于阳明；男性至48岁左右，阳明等三阳脉皆衰。所以针灸足三里对中老年保健作用甚大，尤其是女性至35岁以后，即应经常针灸足三里，可以延年驻颜。

133

针灸足三里用于养生保健时，多用补法。因针与灸相比，灸的补益作用更好，所以历代多用灸法保健，称为"逆灸"。古代有"若要安，三里常不干""不与不灸足三里之人远行"等说法，说的也是针灸足三里穴的保健作用。

（2）涌泉

人的衰老与肾气有关，涌泉（图29）是肾经的井穴，位于足心，是肾经脉气所发之处，是调补肾气的要穴，所以历来也是养生保健的要穴，有称之为"下丹田"者。

因为涌泉穴针刺时疼痛较甚，所以用于养生保健时，多以指代针，按揉涌泉穴，或者用手掌在涌泉穴处快速来回搓擦，至涌泉穴处热如火燎为度。一般多在入睡前搓擦，不仅补肾，且能固精。

涌泉穴不仅可以养生保健，而且可以治疗全身各种病症，感兴趣者可详观拙著《中医足心疗法大全》一书。

（3）太溪

太溪（图9）是肾的原穴，是调理肾经、补益肾气的要穴，其养生保健之理与涌泉同。但较之涌泉，太溪针刺方便，少有疼痛感，对肾气虚衰者最为适宜。男性的衰老，一般是40岁左右先从肾虚开始，所以40岁左右，即宜经常针灸太溪以补肾气。

（4）气海

气海（RN 6）在脐下1.5寸，见图48，是原气之海。在讲"四关主治五脏"时，我曾经提到，原气即脐下肾间动气，是"五脏六腑之本，十二经脉之根"，而气海即肓之原，是原气汇聚之处，所以针气海养生保健是通过调整原气而实现的。对于原气不足者，尤为适宜。

《会元针灸学》对气海穴论述颇详，有助于对其养生保健作用的理解，录于下："气海者，化冲气之海，由气海贯两旁通气穴，交于胃气，上至胸膈，入肺管而出于喉间，为气街，散于胸中，与卫气相交而行于经，且导胃气入胞中，络阴血，至胞相交于肾。其上之阴交，下之丹田、关元，由气海而分天地，水火由是相交，导气以上，导血以下，故名气海。"

（5）关元

关元（RN 4）在脐下3寸，见图48，是任脉与足三阴经的交会穴，是原气之关隘，元阴元阳交关之所，故名关元。所以针灸关元的养生保健作用也是通过调理原气和肾、脾、肝三脏而实现的。

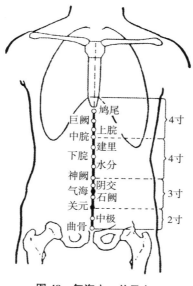

图48　气海穴　关元穴

关元是保健要穴，多用灸法。如宋·窦材《扁鹊心书》就记载了这么一个故事：135

　　绍兴间，刘武军中步卒王超者，本太原人，后入重湖为盗，曾遇异人，授以黄白住世之法，年至九十，精彩腴润。辛卯年间，岳阳民家，多受其害，能日淫十女不衰。后被捉，临刑，监官问曰："汝有异术，信乎？"曰："无也，惟火力耳！每夏秋之交，即灼关元千炷，久久不畏寒暑，累日不饥，至今脐下一块，如火之暖，岂不闻土成砖，木成炭，千年不朽，皆火之力也。"死后，刑官令剖其腹之暖处，得一块非肉非骨，凝然如石，即艾火之效耳。

临证所见，凡脐下关元穴处虚软者，皆是肾精原（元）气不足所致，此类病人多伴有前列腺疾患，为纵欲过度所致，宜针灸关元，用补法。

（6）神阙

传说中国最长寿的人是殷商时期的彭祖，寿八百余，此说虽有夸大之嫌，也有学者认为那时的年比现在要短，但不管怎么说，彭祖是高寿之人。同时期还有一位高寿之人，叫太乙真人。他们两人的长寿秘法是什么呢？根据后世医籍的记载，就是采用隔药灸肚脐神阙穴，称为"蒸脐法""熏脐法"。多年来，我把这几个处方从古书中找了出来，经过临床验证，确有抗衰老作用，已指导3名硕士生完成相关学位论文。有兴趣者可详参拙著《中医脐疗大全》。

神阙是禁针穴，所以多用灸法。用于养生保健也可以指代针：晚上临睡前仰卧于床上，用拇指指腹按压，按压数秒后再抬起，反复按压300次以上。

第三章

时间性病症的一针疗法

营气之道，内谷为宝。谷入于胃，乃传之肺，流溢于中，布散于外，精专者行于经隧，常营无已，终而复始，是谓天地之纪。

——《灵枢·营气第十六》

病时间时甚者，取之输。

——《灵枢·顺气一日分为四时第四十四》

知机之道者，不可挂以发，不知机道，叩之不发，知其往来，要与之期。粗之暗乎，妙哉！工独有之。

——《灵枢·九针十二原第一》

一、子午流注与营气的时间运行规律

有一些病的发作有明显的时间性，最典型的就是疟疾，常在固定的时间内发作。疟疾现在已很少见到了，我治了20多年的病，也没见过一例疟疾，但是我同时发现，在一天固定的时间内发作和加重的其他病症却时有所见，如有的人每天上午 9 ～ 11 点头痛，有的人每天下午 5 ～ 7 点腹痛，有的人每天夜半都要胃痛等等，过了这个时间段，症状就消失或缓解了。我把这一类的病称为"时间性病症"。

在古今许多的医学书籍中，时间性病症往往被当作"奇证"和"怪证"，因为在病人乃至医生的眼里，这些病确实奇怪。为什么会定时发病或加重？为什么发病和加重往往持续 2 小时左右？为什么同一种病，例如牙痛，有的是上午 7 ～ 9 点加重，有的却是下午 5 ～ 7 点加重呢？

中医最难学的内容是五运六气，针灸最难学的内容是子午流注，也正是因为难以理解，许多人望而却步，还有许多人认为这些都是虚无缥缈的玄学，继而怀疑其科学性和正确性。马克思主义哲学认为，世界是物质的，物质是运动的，物质的运动是有规律的，人不可以创造规律，但可以总结和发现规律。自然界和人体的运动也是有规律的，中医的五运六气实际上就是研究自然界的时间变化规律及其对疾病的发生和发展的规律的，按中医的术语，就是天地之气的运变规律；而子午流注则是研究人体气血的时间运行规律的，或者说主要是研究人体之气的时间运行规律的。

说到这里，我们至少可以肯定以下两点了：一是先人们已经认识到了自然界和人体的变化有时间规律性，二是他们已经下了很大的功夫试图研究并从理论上总结这些变化的时间规律性。接下来的问题就是：古人总结的这些规律性是否正确呢？再退一步讲，其中有没有正确的成分呢？

学术需要争鸣，诸子百家和金元四大家的出现都是学术争鸣的结果。所以毛主席提倡"百花齐放，百家争鸣"。现在对中医的许多理论问题，甚至什么是中医、中医是否科学等问题也正在仁者见仁、智者见智地争论不休。我不反对争鸣，但我认为仅有争鸣还是不够的，所以我更同意邓小平同志说过的两句名言："不要争论。""实践是检验真理的唯一标准。"

《素问》的七篇大论专门是讲五运六气的，20 多年来我也至少看了 20

139

多遍，但实事求是地说，我最多能明白其中的百分之六七十，所以对其科学性，我现在不好评价——因为我认为我还没有发言权，就像不会喝白酒的我，也不知道数百元一瓶的茅台酒比几元一瓶的普通白酒好在哪里是一个道理。

还是举一个非典时期的例子供大家思考吧。2003 年 4 月初，因工作与学院的老师们一起用餐，席间谈到非典，我说："我有一个想法，大家看看是否可行？非典属于中医瘟疫的范畴，古代的瘟疫那么多，为什么那么多治瘟疫的名医却没有被传染上呢？据我所掌握的资料，古代的名医们有一些行之有效的预防措施，其中就有外治法，如'避瘟香囊'等，我们能不能也制一批免费发给师生呢？其他单位有要的，我们还可适当收点加工费。"老师们齐声叫好。但最后我也没有干这件事，为什么呢？因为从五运六气来看，非典很可能时间长不了。4 月二十几号，正是非典闹得最紧张的时候，学校封园，学生不能外出，有一个女同学考了广东的研究生，从广东回来后在被隔离期间突发精神病被送往精神病院治疗。那几天学生辅导员也面临着巨大的工作压力。有一位老师便问我："您是学中医的，您说这非典得闹腾到什么时候啊？"我一看办公室只有学院的四五位工作人员，没有其他外人，便随口说了一句："好吧！那我就预测一下试试，5 月中下旬以后非典就没戏了。"话刚说出口，我就有点后悔了，在这么多人面前，要是说不准怎么办？那段时间每天的《齐鲁晚报》和网上都会随时报道非典的人数，我也特别关注，一直到 5 月初，非典人数也没有减少，甚至还在不断增加，但从 5 月 7 日开始，人数就开始明显下降了，5 月中下旬以后，非典果然没戏了。办公室的老师们知道我懂《周易》，问我是不是用《周易》算出来的，我说："不是《周易》，是用五运六气。在《素问·六元正纪大论篇》就有明确记载：'丑未之岁，二之气……温疠大行，远近咸若。'今年是未年，二之气是指春分到立夏，5 月 6 日立夏，自然中下旬以后非典就没戏了。你们还可以再看看吴鞠通的《温病条辨》，就知道当时的温病也是与五运六气相吻合的。"

与五运六气相比，子午流注就相对简单得多了。还是让我们先看看"子午流注"这四个字的含义吧。一天 24 小时，古人称之为十二个时辰，分别用十二地支来表示，就是子（23 ~ 1 时）、丑（1 ~ 3 时）、寅（3 ~ 5 时）、卯（5 ~ 7 时）、辰（7 ~ 9 时）、巳（9 ~ 11 时）、午（11 ~ 13 时）、未（13～15时）、申（15～17时）、酉（17～19时）、戌（19～21时）、亥（21～23时）。可见"子"是子时，即夜半；"午"是午时，即正午，都代表时间。"流注"二字都有水字旁，原意是指江河水流的流通和注入情况，古人认为"人以天地之气生，四时之法成"，天人相应，自然界有十二经水，人体也有十二经脉，《灵枢·经水第十二》就是专门论述这一问题的："经脉十二者，外合于十二经水，而内属于五脏六腑。"经脉是人体运行气血的通道，所以"流注"二字在人体就是指气血的流通和注入情况。那么人体气血流通注入的时间规律又是什么呢？

《灵枢》又称为《针经》，共81篇，其中"五十营第十五""营气第十六""脉度第十七""营卫生会第十八"连续四篇的内容都是专门论述这些规律的。如《灵枢·营卫生会第十八》曰：

> 人受气于谷，谷入于胃，以传与肺，五脏六腑，皆以受气，其清者为营，浊者为卫，营在脉中，卫在脉外，营周不休，五十而复大会。阴阳相贯，如环无端。

后世的许多医家直到现在的各种教科书都据此认为：营气和卫气分别在经脉内外一日各循行五十周而交会，日复一日，环周不休。我认为这种观点值得商榷。

读经典著作一定要联系全篇乃至全书的内容，尤其是要注意联系上下文来理解，否则往往会曲解其意而浑然不知。最典型的例子就是用"胃不和则卧不安"来解释失眠了，其实这并非《内经》原意。前面谈"合治内腑"的时候，我们已经提到了这一问题。现在还是让我们看一下上段原文紧接着的一句话吧。

> 卫气行于阴二十五度，行于阳二十五度，分为昼夜，故气至阳而起，至阴而止。

古人就怕你理解错了，所以接着特别强调是"卫气"而不是"营卫之气"行于阴二十五度，行于阳二十五度。换句话说，一天周行人体五十圈的是卫气而不是营气。那么，营气是如何运行的呢？《灵枢·营气第十六》就是专门讲营气的运行问题。

> 黄帝曰：营气之道，内谷为宝。谷入于胃，乃传之肺，流溢于中，布散于外，精专者行于经隧，常营无已，终而复始，是谓天地之纪。故气从太阴出，注手阳明，上行至面，注足阳明……与太阴合……

141

从脾注心中，循手少阴……合手太阳……合足太阳……循足心注足少阴……循心主之脉……合手少阳……注足少阳……合足厥阴，上行至肝，从肝上注肺……

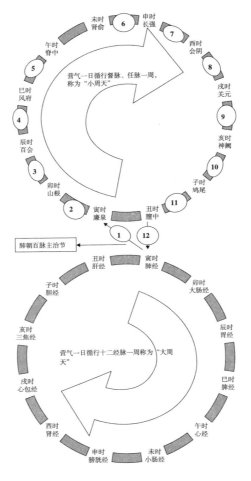

营气一日运行图解

附注：1. 上循喉咙　2. 其支别者，上额　3. 循巅
4. 下项中　5. 循脊　6. 入骶　7. 络阴器
8. 上过毛中　9. 入脐中　10. 上循腹里
11. 入缺盆　12. 下注肺中，复出太阳

根据以上等记载，后世医家将其发展为十二时辰配属十二经脉的子午流注纳支法（又称纳子法），即营气每天循行十二经脉一周，其具体规律是：

营气寅时（3～5点）从手太阴肺经开始——→手阳明大肠经（卯时，5～7点）——→足阳明胃经（辰时，7～9点）——→足太阴脾经（巳时，9～11点）——→手少阴心经（午时，11～13点）——→手太阳小肠经（未时，13～15点）——→足太阳膀胱经（申时，15～17点）——→足少阴肾经（酉时，17～19点）——→手厥阴心包经（戌时，19～21点）——→手少阳三焦经（亥时，21～23点）——→足少阳胆经（子时，23～1点）——→足厥阴肝经（丑时，1～3点）——→手太阴肺经（寅时，3～5点）……如此日复一日地"常营无已，终而复始"。

根据我多年的研究和临床验证，营气以上的运行规律，即十二经脉配属十二时辰的规律是客观存在的，肯定是正确的，对这一点我是确定无疑的，对指导针灸临床尤其是对时间性病症的治疗确有实用价值，常针灸1～3次即获佳效，我曾多次撰文在《中国针灸》《针灸临床杂志》《山东中医杂志》发表。下面我列举的几十个病例，也会说明这一问题。

但是还有一个难题一直困惑了我10多年，这就是《灵枢·营气第十六》还提到了除十二经脉外，奇经八脉中的任脉和督脉也参与上述循环，原文是这样说的：

> 从肝上注肺，上循喉咙，入颃颡之窍，究于畜门。其支别者，上额循巅下项中，循脊入骶，是督脉也，络阴器，上过毛中，入脐中，上循腹里，入缺盆，下注肺中，复出太阴。此营气之所行也，逆顺之常也。

一天只有十二个时辰，却有十四条经脉参与循环（十二经脉加任脉、督脉），时间如何分配呢？也就是说，在一天的什么时间营气流注于任脉和督脉呢？对于这个问题，我曾经请教过国内许多的针灸名家，但一直没有满意的答案。

1999年，《中医外治杂志》给我寄来了一份稿件请我审阅，论文的题目是《点穴救治遇时遇穴浅说》，作者是山西的郭扬先生，文中提及明代异远真人《跌损妙方》所载的《血头行走穴道歌》：

> 周身之血有一头，日夜行走不停留；
> 遇时遇穴若伤损，一旦不治命要休。
> 子时走往心窝头，丑时须向泉井求，
> 井口是寅山根卯，辰到天心巳凤头，

午时却与中原会，左右蟾宫分在未，

凤尾属申屈井酉，丹肾俱在戌时位，

六宫直等亥时来，不教乱传斯为贵。

但原书无注，郭先生早年曾在武汉师从陈照瑞先生学习心意六合拳和正骨疗伤手法，据陈照瑞先生的传授，其运行次序是：子时心窝（鸠尾穴）→ 丑时泉井（膻中穴）→ 寅时井口（廉泉穴）→ 卯时山根（王宫穴，印堂下一寸鼻根处）→ 辰时天心（百会穴）→ 巳时凤头（风府穴）→ 午时中原（脊中穴）→ 未时蟾宫（肾俞穴）→ 申时凤尾（长强穴）→ 酉时屈井（会阴穴）→ 戌时丹肾（关元穴）→ 亥时六宫（神阙穴），周而复始。

读了这篇文章，将《血头行走穴道歌》和《灵枢·营气第十六》的原文反复对比思考，我突然有了一种豁然开朗的感觉。我认为《血头行走穴道歌》实际上就是对督脉和任脉如何参与营气运行的进一步诠注与发挥，因为这个歌诀的内容见于骨伤科的书籍中，从事针灸的人就很少有人涉及了。

144

我的结论是：营气每日按次序循行十二经脉一周可称为"大周天"，同时营气每日还沿着督、任脉，即沿着人体的前后正中线循行一周可称为"小周天"。因为这两个周天都是从肺出来并且最后都要回到肺中，所以说"肺朝百脉"；也同样是因为由肺调节营气运行于大小周天的节律，所以《素问·灵兰秘典论篇》说："肺者，相傅之官，治节出焉。"这个"节"是名词，指的是节律。如《素问·六节脏象论篇》开篇便说："黄帝问曰：余闻天以六六之节，以成一岁。"所以肺主治节的原意是肺主治理节律，而不是现在教科书上所说的肺主治理调节。

二、病时间时甚者取之输

至此，我们就应该明白：时间性病症并不奇怪，原来这些病都与营气的运行有关，一天有 12 个时辰，营气分别运行于十二条经脉，如果某条经脉的营气运行出了问题，就会在这个时辰发病或症状加重，这也就是为什么 12 个时辰的病在临床上都能见到，并且发病时间的长短也往往是一个时辰（2 个小时）的原因。

如此一来，用针灸治疗时间性病症就非常简单了。不论何病，只要是发病或加重固定在某一时辰，再看看这个时辰营气是流注于哪一条经脉，就在这条经脉上取穴治疗就行了。

每条经脉都有不少的穴位，每个穴位的作用特点也不完全相同，就好比一家人有兄弟姐妹七八个，每个人的性格和能力都有些差别。那么对于时间性病症，用哪个穴位或者哪类穴位治疗更合适呢？

《灵枢·顺气一日分为四时第四十四》有这样一句话："病时间时甚者取之输。"也就是说对于有时间性发病或加重的病症，可以取"井、荥、输、经、合"中的"输穴"治疗。这种说法经得起临床实践的检验吗？以下的病案就是应用这句话的真实情况。

1. 太冲穴治疗丑时（1～3点）病症

（1）太冲穴治疗丑时失眠

临床上常见到这样一些失眠病人，入睡时并不困难，但睡一觉醒了以后，就怎么也睡不着了，但在天明之前往往又能睡一觉。对这种失眠的病人只要你仔细地问一下，或者让病人醒了以后看看表，往往都是下半夜1～3点睡不着。对于这样的病人，用常规的针灸治疗效果并不理想，但只需针太冲（图25）这一个穴位（临睡前或下午针疗效更好），就会有很好的疗效。例如2001年4月我曾治疗一位55岁的女性患者，失眠已经10年了，自诉因家庭不和、工作不顺而致失眠。初始彻夜难眠，或仅睡1～3小时，经服中西药物及针灸睡眠好转；近2年来一直间断服用安定治疗，每夜可以入睡4～6小时，且每夜必于1点左右醒来，辗转难睡，约2小时后（早晨3点后）可再入睡2小时左右。伴有多梦，心烦易怒，喜叹息。舌质红，苔薄，脉细弦，左关弦象尤显。证属肝郁失眠。治疗独取双太冲穴，平补平泻，留针30分钟，针后当晚，早晨3点后起床小便1次，继睡至天亮。继针5次，夜间1～3时未再醒来，每夜可睡6～8小时。随访半年，未复发。

（2）太冲穴治疗丑时肩痛

肩周炎是针灸临床的常见病，多发于50岁左右的人，所以又叫"五十肩"，主要症状是肩部疼痛和活动障碍。10年前，我接诊了一个肩周炎患者，按常规治疗了1周后疼痛没有明显改善。经仔细询问，病人说肩部白天不痛，但每天晚上都是1点钟疼醒，因肩部疼痛坐于床上，手捂肩部，至3

点左右才能痛止入睡。我便只针太冲一穴，平补平泻，留针 30 分钟，针后当天晚上没再痛醒，继续针了 5 次，疼痛未再发作。有一个研究生告诉我，她也遇见过这种晚上 1～3 点疼醒的肩周炎病人，也用了我介绍的太冲穴，但是效果却不明显。我问她是不是只用了太冲穴，她说除了太冲穴外，还针了肩三针等七八个常规用穴，我说："赵云只身一人有万夫不当之勇，于万军中取上将首级如囊探物，但带着刘备的老婆儿子却差点丢了性命。单用麻黄可发汗，将麻黄放于数十味药的处方中恐怕就发不了汗了。你再单独针太冲试试吧。"她如法用之，结果病人数次而愈。

（3）太冲穴治疗丑时腰腿疼痛

1998 年秋一位同行介绍其岳母因腰椎间盘突出致坐骨神经痛来诊，患者 63 岁，左侧腰部及下肢后外侧疼痛麻木 1 年多，经常规针灸并加服中药治疗 1 个月后白天疼痛消失，但 1 周多来每夜 1～3 点仍然疼痛，影响睡眠。遂停用所有的治疗，只取双侧太冲穴，接电针 30 分钟，针后当晚没再疼痛，继针数次，1 年后随访未再复发。

《湖南中医学院学报》1989 第 2 期陈玉也报道了一则针太冲治疗丑时腰痛的病案，附录于下，供参考。

陈某，女，45 岁，农民，1995 年 9 月 7 日初诊。腰痛 2 月，定时发作，每日凌晨 2 时左右即疼痛难忍，呈抽掣样痛，痛时不能再睡，必起床撑腰行走数步，其痛始缓，至天亮腰痛若失。曾在某处针灸并用药未愈。经纳子法推算，凌晨 2 时是丑时，气血旺于肝经，取肝经腧穴太冲针刺，嘱停服他药。第 3 天复诊，诉两夜未痛，恐复发，要求再针 1 次，仍取太冲。

写到这里，我忽然想起了《马丹阳天星十二穴治杂病歌》中说，太冲穴"亦能疗腰痛，针下有神功"。他治的是否也包括丑时腰痛呢？

（4）太冲穴治疗丑时烦躁

1996 年 2～8 月我在针灸病房期间，住院的病人当中就有 3 例时间性病症，分别是中风丑时烦躁，截瘫寅时下肢木胀不适，颈、腰椎间盘突出症酉时四肢疼痛沉重，依法分别只取太冲等穴治疗，病人定时发作的症状全部消失。这里先介绍一下丑时烦躁的治疗过程，其他 2 例在本书中也有详述。

有一次查房前，值夜班的医生和护士说："你今天查房的时候说说某某床，最近这段时间每天半夜里他都闹腾，搞得整个病房不得安宁，其他病人意见很大。"病人是一位50多岁的男性，因中风入院已两月，主要症状是言语謇涩和右侧上下肢活动不利。近10天来每天晚上1点钟左右醒来，烦躁不安，表情激动愤怒，大声叫喊谩骂，陪床的儿女和同屋的病人没法阻止，大约2小时后复又睡去。白天其儿女和其他人再问夜间之事，甚至批评训斥，病人也只是嘿嘿发笑，与夜间判若两人。查房时诊见病人面色红赤，下肢内侧疼痛不适，舌质红赤，脉弦。足厥阴肝经行于下肢内侧，丑时也正是营气流注于肝经之时，综合脉证，属肝火无疑。乃嘱停用所有中西药物和头针体针治疗，每天只针双侧太冲穴，接电针1小时。1周后再次查房，自第一次针后当晚至今，夜间未再烦躁，便又针药并施治其中风，丑时烦躁也没再发作。

2. 太渊穴治疗寅时（3～5点）病症

（1）太渊穴治疗寅时哮喘

1993年10月，一位同行请我为其在某肿瘤医院住院的老人针灸。患者女，68岁，素有哮喘病史20余年，3月前因发现形体消瘦，经胸片检查确诊为肺癌，在某肿瘤医院住院行化疗及口服复方天仙胶囊等药治疗，因为近5天来每于晨起3时许即喘甚而邀余试用针灸治疗。刻诊：患者精神萎靡不振，面色灰黯无泽，双目无神，不能平卧（呈半卧位），语音低微。自诉近日每于晨起3时许即喘促气短，呼吸困难，张口抬肩，喉中哮鸣，约2小时后（5时许）哮喘自止。舌黯红少苔，脉细数无力。证属肺气大虚，针取双太渊穴（图27），用补法，留针30分钟。起针后，因其家人亦有行医者，乃嘱其每日针之。1月后随访，患者已于数天前去世，但自针后当晚及去世前寅时未再发作哮喘，且因针1次后当晚未发哮喘，其家人也未再针之。

按：晨起3～5时为寅时，据子午流注学说，寅时营气流注于肺经。该病人身患绝症，其时哮喘，结合其病史、脉证，当属肺气大虚。太渊穴为手太阴肺经五输穴中的"输"穴，又为"原"穴，在五行属土，有补肺益金之功，肺虚者宜之。故本例虽系绝症，但仍可收救急之效。

（2）太渊穴治疗寅时胃痛

下半夜胃痛的病人在临床上并不少见，常在子时或丑时发作，多见于十二指肠球部溃疡的病人。至今我还清晰地记得，我学医的第二年，也就是1981年，我在《山东中医学院学报》上看到了德州名医孙朝宗报道用酸枣仁 30 克、炙甘草 12 克水煎服治疗夜半胃痛的经验，以后遇到几例病人照方试用，果然有良效，但是对其中的道理还只是一知半解。以后才明白，此方与针胆经的足临泣、肝经的太冲有异曲同工之妙，正所谓"医者意也"。学医重在明理，理明则可针可药，妙用在人。

寅时即凌晨 3 ~ 5 点胃痛的病人也偶有所见。如 1998 年治一男性病人，40 岁，有十二指肠球部溃疡和慢性胃炎病史多年，间断服用中西药物治疗。两月来每于凌晨 3 时许因胃痛而醒，持续至 5 时左右胃痛自止。寅时属肺，肺经出于中焦还循胃口，当从肺治胃，乃独针双太渊穴，留针 30 分钟。翌日再诊，疼痛未作，又继针 3 次。2004 年，患者因饮食不慎寅时胃痛又作，继续针太渊 3 次，疼痛又止。

（3）太渊穴治疗寅时下肢木胀不适

这也是 1996 年 2 ~ 8 月我在针灸病房期间治疗的一位住院病人。患者李某某，中年男性，因截瘫住院。就在与上面提到的丑时烦躁案同一天查房时，病人诉说双下肢有木胀感，非常难受，难以名状，之前一直采用中西药物和针灸治疗，症状改善不明显，经仔细询问，才知道这种感觉主要出现在凌晨 3 ~ 5 点，其他时间较轻。乃嘱停用其他所有治疗，让下级大夫每日只针太渊穴。1 周后再去查房时病人说症状依旧，我不禁一愣，因为在我治过的数十例时间性病症病人中，只有 1 例五更泻无效，这是第二例。我便转头问站在旁边的下级大夫这一周是如何治的，她有点怯怯地说："他不同意只针一个穴位，我只好还是按以前的穴位针的。"我知道，这个病人因为公伤住院已经近 1 年，可以说是老病号了，对医院的情况很了解，他见这次病房换班来了位比较年轻的大夫负责，而且全部的治疗只针一个穴位，他有些想法。就是下级大夫也未必会真心相信几十针治不好的病，只针一个穴位就能取效。想到这儿，我便批评了下级大夫几句，然后又仔细讲解了其中的道理，最后对病人说："《内经》中有几句话：病为本，工为标，标本不得，邪气不服。病不许治者，病必不治，治之无功也。说的就是病人要和医生紧密配合，服从治疗，这才是治好疾病的前提。我们先好好地配合一周看看，如果疗效不好，我会建议您另请高明的。"一周后再去查房，病人寅时未再难受，对我连声称赞并道谢。

（4）太渊穴治疗变异型心绞痛

有一种心绞痛叫变异型心绞痛，这种心绞痛的特点是发作有定时，且常呈周期性，几乎都在每天的同一时辰发生，尤以后半夜、清晨多见。可从睡眠中痛醒，也可于睡醒时出现。变异型心绞痛发作的持续时间差异较大，短则几十秒，长可达 20～30 分钟，发作时疼痛剧烈。变异型心绞痛于 1959 年由 Prinzmetal 首先报道，并认为此型心绞痛系在冠状动脉粥样硬化部位的血管收缩所致。1962 年 Gensini 报道了首例经血管造影证实的冠状动脉痉挛。20 世纪 70 年代初 Cheng 发现冠状动脉痉挛引起的变异型心绞痛可发生于正常的冠状动脉。目前，大量尸检证实，冠状动脉痉挛多发生于病变部位，偶见于正常冠状动脉。我在临床中诊治过 3 例变异型心绞痛，发作时间均在寅时（凌晨 3～5 点），针太渊 3～5 次，症状全部消失。用针灸治疗变异型心绞痛，还是大有文章可做的，这也是我准备进一步深入研究的课题之一。

3. 三间穴治疗卯时（5～7 点）病症

（1）三间穴治疗卯时肩痛

前面曾经提到用太冲穴治疗丑时疼痛的肩周炎，还有的肩周炎不是在丑时痛醒，而是在卯时痛醒，再用太冲就不行了。2004 年曾治一肩周炎，女性，55 岁，数年前患右侧肩周炎，持续 2 年方愈。数月来左侧肩部又疼痛且活动障碍，曾外贴膏药及针灸治疗未见显效。每天必于 6 时许因肩痛而醒，约半小时至 1 小时后疼痛缓解。治疗独取三间穴（图 20），针后肩部活动立时好转，因患者也是医生，对针后肩部活动马上改善深以为奇。隔日再诊，针后至今 2 天来晨起未再疼醒。后又按经络辨证配合刮痧及中药内服治疗半月而愈。

（2）三间穴治疗卯时腹痛腹泻无效病例

1989～1992 年我在读研究生期间主要搞脐疗治疗结肠炎的研究，曾治一五更泻的青年男性患者，每天 6 时许腹痛欲泻，泻后痛止。因其有时间性，于是先试用三间穴治疗，连续治疗数次无效；改针原穴合谷，还是无效；后又按《内经》"大肠小肠皆属于胃"的观点，试针陷谷数次，仍然无效；最后用脐疗治愈。20 年来，我共治疗时间性病症近百例，只有 2 例无效，这是第 1 例。多少年来我一直在思考这个病例而不知其故，现在看来，是否属小周天运行异常，抑或其他原因？留待今后验证，并请知者教之。

4. 陷谷穴治疗辰时（7～9点）病症

陷谷穴治疗辰时双下肢疼痛

患者高某某，是我老家本村的一位大爷，男，68岁，1992年9月从家乡来诊，因我当时轮转在门诊，便将其收入院请本科其他专家治疗。10个月来渐觉左下肢后侧疼痛，伴双下肢轻微颤动，并日渐加重。8个月后CT检查显示：腰4～5椎间盘突出症；腰椎退行性变；腰椎椎管狭窄。故行腰椎造影及手术治疗，术后疼痛及震颤明显加重，且腰部及右下肢后侧亦觉疼痛，但仍以左下肢疼痛为甚，昼重夜轻，与天气变化无明显关系。入我院后经中西药物及针灸治疗2月余，双下肢震颤明显减轻（其震颤经会诊为帕金森病），腰及双下肢夜间疼痛消失，但每于晨起7时许仍觉双下肢后侧及双侧脚面、足趾疼痛难忍，尤以脚面及足第1、2、3趾疼痛为甚，约2小时后（上午9时许）疼痛自止。因患者是我本村的大爷，经与病房主任协商于1992年12月接诊该病人，如此疼痛已有半月余，伴纳呆食少，头部昏痛，舌体胖大质红，舌面无苔，脉弦，右关脉独大，但重按无根。

150

证属中虚痹痛，治疗独取双陷谷穴，每于晨起6时40分左右针之，行导气法，留针至上午9时许出针。针后当天，疼痛明显减轻，针5次后疼痛消失，继针3次以巩固。因临近春节，患者要求出院，未再针刺。经随访半年未复发。半年后，患者肢痛又发，但程度较轻，也未再现辰时痛甚。3年后，患者因猝发心肌梗死病故。

按：痹证不尽因风寒湿邪所致，有属脾胃虚弱者，张锡纯《医学衷中参西录》有振中汤治之。震颤不尽属阴虚风动，有因土虚而木摇者，尤在泾《静香楼医案》治以归芍六君子汤加黄芪、天麻。舌面少苔或无苔多为阴虚之明征，但因胃气大虚，无以熏蒸舌面而致者，临证也偶有所见。上午7～9时为辰时，为胃经所主，其时痹痛，细究脉证，无不由乎中虚，陷谷为足阳明胃经之输穴，故其时痹痛，自当取之。

此外，1994年6月29日我还治过1例辰时耳鸣者，是山东中西医结合大学1993级7班的学生张某，22岁，每早7～9时双耳鸣响，逾时自止，劳累后耳鸣加重，纳食、睡眠、二便均可，舌质淡红，苔薄白，脉沉细无力。辰时为营气流注于胃经之时，此时耳鸣证非肾虚，而是脾胃清阳之气不升，耳窍失养，恰如《灵枢·口问第二十八》所言："上气不足……耳为之苦鸣。"

当针陷谷穴治之，因为当时未带针，便处东垣益气聪明汤加减：黄芪 30 克，党参 30 克，升麻 10 克，柴胡 10 克，白芍 10 克，葛根 10 克，蔓荆子 10 克，骨碎补 15 克，黄柏 6 克，陈皮 6 克，炙甘草 6 克，水煎服。第二剂药后耳鸣即止，共服 10 剂，随访半年未复发。

陷谷（ST 43）在足背第 2、3 跖骨结合部，第 2、3 跖趾关节后凹陷中，参见图 8。

5. 太白穴治疗巳时（9 ~ 11 点）病症

太白穴治疗巳时头痛

1990 年 8 月，我们一家三口在爱人的老家胶东休暑假。一天下午，本村的一位邻居急匆匆来找我，愁眉苦脸地说："听说你是省城的大夫，我儿子这几天头痛得厉害，吃药打针都不管用，村里的医生怀疑他脑子里是不是长瘤子了，让我们明天去大医院检查检查。能不能请你去给孩子看看？"我二话没说，就跟着他往家走，在路上从他焦急的介绍中我又知道他的儿子已经 17 岁，是这个家庭唯一的后代，他还一再对我说怀疑长瘤子的事孩子还不知道，若真是长瘤子，可千万别告诉孩子。等到了家中，出乎我意料的是，孩子的表情及活动完全正常，根本不像剧烈头痛的病人。经仔细询问，才知道他每于上午 9 点左右右侧的眉棱骨和前额处疼痛，痛势甚剧，发作时抱头辗转，痛苦难忍，约 2 小时后（上午 11 点左右）疼痛自止，如此定时发作已有 4 天，其他时间一如常人，只是偶有头目昏沉、胸闷纳呆、四肢沉重倦怠的感觉。望其舌质红，苔白厚而腻，诊其脉弦滑。我沉吟片刻，便知此病是因为时值长夏，近来雨湿较甚，眉棱骨及前额属阳明，太阴与阳明相表里，9 ~ 11 时为巳时，为脾经主时之际，其时眉棱骨及前额疼痛，综合脉证，显然是太阴阳明湿浊循经上扰所致。便说："这种头痛西医叫群集性头痛，又叫集簇性头痛，一般的治头痛药难以奏效。不过你放心，不是脑瘤。这样吧，你今天去买一盒藿香正气丸，明天早上取 3 丸（27 克），用沸水泡开，让孩子早饭后分 2 ~ 3 次服下，我明天 8 点半再过来给他针灸。"翌日，我 8 点半为其针双太白穴，用泻法，每 5 ~ 10 分钟行针 1 次，看看表已经是 9 点 30 了，我俩依然言谈甚欢。我观其全无疼痛表情，忍不住便问了一句："怎么样，你的头还痛吗？"他皱了几下眉头，然后用手摸了下眉毛说："不痛了，但这儿好像还有点不舒服。"（你不妨现在也皱几下眉头试试有什么感觉）我便又在他所指处的阿是穴扎了一针，一直留针到 11 点，起针后，病人诉说当时仅觉患部有针后的酸胀不适感。如法针药并施 4 次，疼痛未作，他症亦除。随访 2 年没有复发。

1991 年暑假，还是在胶东，又遇见巳时头痛病人 1 例，症状相似，针药如法治疗 3 次痊愈。

太白（SP 3）在足内侧，第 1 跖骨小头后缘，赤白肉际凹陷处，参见图 34。

6. 神门穴治疗午时（11～13 点）病症

神门穴治疗午时心悸

2004 年，一女性老年病人来诊，68 岁。几年前此病人曾因五心烦热，心乱如麻，坐立不宁，情绪悲怒无常不能自我控制来诊，以黄连温胆汤加减治疗月余诸证消失。近半月来每到 12 点左右即觉心悸，持续至下午 1 点左右方止，中午无法入睡，其他时间则一如常人，行心电图检查无异常，小便黄赤，舌质红赤，舌尖尤甚，苔黄腻，脉数。根据发病时间及脉证，显系痰火扰心，治疗独取双神门穴（图 43），上午 10 点半针之，留针 1 小时，第 3 天来诊（1998 年以来因有行政事务只能隔日坐诊）知针后 2 天来午时未再心悸，继针 5 次后，以黄连温胆汤合导赤散加减善后。

摘录 2 例午时病症，虽是口服中药治愈，也都是治心而取效，与针刺神门异曲同工，可供参考。

午时哭泣案　贾某某，女，26 岁，农民，1997 年 3 月 20 日初诊。患者每日上午至午后 1 点左右必到屋侧其母坟前无故痛哭，约 2 小时许即如常人，3 个月来风雨无阻，每日定时必发，不能自制。更医数人，屡治无效，患者甚觉苦恼，曾拟诊为神经官能症。症见晨起口苦，心中烦躁，多梦失眠，头昏肢倦，舌苔白腻，脉弦滑。午时为气血流注心经之际，《内经》说"在脏为肺，在声为哭，在志为忧"，"邪气并于肺则悲"，"肺病者日中甚"。心火旺而灼伤肺金，则哭泣发作于午时。处方：半夏、陈皮、郁金（白矾水炒）各 10 克，胆星 6 克，黄连 5 克，茯苓、丹参、栝蒌仁、竹沥（冲服）、枳实、夏枯草、竹茹各 15 克，生姜 2 片。1 剂见效，连进 4 剂即诸症若失，追访 10 余年未复发。（马建平·午时哭泣《新中医》1988；7：22）

午时头痛案　唐某某，女，45岁，1982年4月25日来诊。5年来，每至夏季中午12点左右即发前额疼痛。痛时头额如裂，眼球鼓胀如脱，抱头抵物，揉按捶打而不缓，持续1～2小时自止。曾疑为"额窦炎""颅内占位性病变"，但经头颅摄片造影无异常发现，脑电图、脑血流图亦无异常。又按"血管神经性头痛""神经官能症"治疗，终未见效。患者月经、血压、饮食、睡眠均属正常，唯舌尖较红，苔白少津，脉浮稍数。夏季者心火当令，午时又为君火司令之期，当此阳旺之际，火热炎上，循手少阴之脉从心系上达咽，入目系，窜于头面，故头额痛作。治当清泄少阴之火，试投泻心汤消息之。迄5月12日二诊，服药2剂头痛大减，续拟竹叶石膏汤予之。越两年，因他病来诊，询之，自服上药后，头痛两年未作，诸羔平复。（李继贵·鉴辰别时疗宿疾《云南中医杂志》1985；3：39）

7. 太溪穴治疗酉时（17～19点）病症

（1）太溪穴治疗酉时四肢疼痛麻木加重

1996年8月底，我在即将调离病房的前4天，收治了一位病人。患者男，71岁。四肢疼痛麻木10年余，CT示：颈6～7椎间盘突出并椎管狭窄；腰3～4、腰4～5椎间盘突出并狭窄；颈2～7、腰3～5后纵韧带骨化。1990年及1992年分别行颈椎及腰椎椎管减压等手术治疗2次，术后症状未减，且日渐加重。入院时双下肢疼痛沉重，行走不利，卧床难起，伴双上肢麻木，抬举无力，口渴喜冷饮，但饮不甚多，纳呆食少，小便频数，大便干结，舌质红，苔中部黄腻，脉弦滑而数，尺脉弱。自诉近年来每遇阴雨天下肢疼痛加重，且每天傍晚5～7时许下肢沉重尤甚，疼痛难忍。证属肾精亏虚，寒湿阻络，且因长期过量服用辛温中药汤剂而呈化热伤阴之象。治疗独取双太溪穴（图9），于每日下午4时半左右针之，针用补法，留针2小时，为观察疗效，暂停其他一切治疗方法。针后当日，疼痛在酉时未再加重，且其他时间疼痛沉重感亦减，患者深以为奇。继针3次，笔者因工作需要调离病房，未再针之。随访3个月，其酉时疼痛一直未再加重。后得知该患者1年后因肝癌病故。

按：下午5～7时为酉时，为足少阴肾经主时之际，其时痹痛加重，结合患者年过花甲，尿频、尺弱等脉证，其病以肾虚为本无疑。太溪为足少阴肾经之"输""原"穴，为补肾益精之要穴，故该患者虽日久病重，但针此穴，仍能取缓急培本之功。

（2）太溪穴治疗酉时腹痛

20多年来，我诊治慢性结肠炎500余例，共发现有10余例酉时腹痛病人，并且其痛皆在脐下，针太溪治之，均得速愈。如治患者男，55岁，1992年9月初诊。自诉近2年来，每于下午5时许脐下隐痛，喜温喜按，约2小时后疼痛自止。伴腹泻，日1～3次，质稀。舌淡红，苔薄白，脉细弦，尺弱。曾行纤维结肠镜检查诊为慢性结肠炎，经服黄连素、PPA、理中丸、元胡止痛片及中药汤剂等未见显效。证属肾阳不足，失于温煦。治疗独取双太溪穴，针用补法，于每日下午4时半左右针之，留针1小时。针后当日，腹痛未作，继针5次，未再腹痛。嘱其每日下午4时50分左右用艾条温和灸太溪穴，每侧20～30分钟，并用久泻膏（笔者自行研制的脐疗用药）敷灸神阙穴，3日1换。随访1年，腹痛未复发，腹泻亦愈。

按：脐下属肾位，李东垣补中益气汤加减法有"脐下痛者加熟地黄"之法，意即补肾。酉时脐下隐痛，综合脉证，诚为肾阳不足，失于温煦，且肾精不足，失于濡养所致。太溪为肾经"输""原"穴，针太溪与用熟地其理皆一。

（3）太溪穴治疗酉时头痛

患者女，42岁，1988年4月初诊。头痛2年。自诉两年前因工作劳累致头痛，呈空痛感，且每于下午5～7时许加重，伴健忘、失眠，自觉少腹有气上冲咽喉，舌红苔薄，脉细尺弱。拟诊为：肾虚头痛；奔豚气。治疗取双太溪穴，用捻转补法，留针25分钟，每日1次，针2次后，头痛减轻，继针10次，疼痛止，冲气感亦基本消失。继用益肾健脾之中药汤剂以善后。随访1年未复发。

按：肾藏志，《素问·调经论》曰"志不足则厥"，厥者，逆也；又，冲脉并足少阴肾经挟脐上行至咽喉，肾经主时之际头痛，并有少腹之气上冲咽喉，实皆为肾虚气逆所致。故针有益肾纳气之功的太溪一穴，而头痛、奔豚气两症皆得痊愈。

（4）太溪穴治疗酉时齿痛

温病四大家之首叶天士《温热论》说："齿为肾之余，龈为胃之络，热邪不燥胃津，必耗肾液。"并据此发明了辨舌验齿法。我受这句话的启发，悟出治疗牙痛首先要分清是牙龈痛还是牙齿痛，牙龈痛清胃，牙齿痛滋肾，两者皆痛则清胃滋肾并举。多年来我诊治多例酉时牙痛的病人，皆是牙齿痛，痛势隐隐，每到下午酉时发作或加重，治疗于 4 点半左右针双太溪穴，留针 30 ～ 150 分钟（若时间允许，最好留针至 7 点），皆 1 次止痛。为巩固疗效，可再针几次，或加服补肾中药。

提到叶天士，我想再说几句。学医之初和现在，我对叶天士的评价是截然不同的。因张仲景《金匮要略》记载的痰饮眩晕与我小时候生病的症状完全相同，随之我又用经方治好了几个病，便对仲景推崇备至，当时的杂志上还偶尔能看到经方派和时方派的论争，我便以经方派自居，认为叶派时方轻描淡写，不足以治大病。这一观点至少伴随了我十多年。随着阅历的增加和认真学习了《温热论》《临症指南医案》《种福堂公选良方》等书后，我才知道，自仲景之后，真正读懂《伤寒论》并且能跳出《伤寒论》者首推叶天士，甚至可以说，叶天士是第一人。在外感病的治疗上他提出"温邪上受，首先犯肺，逆传心包"，一改仲景之后一见外感发热就用麻桂，一见神昏谵语概投承气之大弊；其入营亦可透热转气论，亦是从伤寒热入血室等处悟出；详论辨舌验齿之法，更是对伤寒唯凭脉证的发展。而且叶氏也是治疗杂病的大家，东垣脾胃论详于脾而略于胃，叶氏创养胃汤以补充之；之前经络辨证及用药少提奇经，叶氏提出八脉隶于肝肾并创奇经用药而完善之等等。更可贵者，其已是一代名家，却为他医一技之长而隐姓埋名前去求学，一生从师多达 17 人，终成一代大家，堪为我辈楷模。

（5）太溪穴治疗酉时双目上窜感无效病例

2004 年诊治一青年女性患者，23 岁，大学生，因精神分裂症休学在家，一直服用抗精神病药物，常在下午 5 点半或 6 点左右即觉双目有上窜感，头目不清，但外观无明显异常，持续约 1 小时，但也不是每天都犯，伴小便频数。其父闲谈中谈及以上情况，并认为可能与服用药物的副作用有关。我说："不管什么原因，按我的经验，只要是定时发作和加重的病症，针灸应该就有效。"改日去其家中，因居住较远，每天针灸不便，便嘱其自用艾条于发作前半小时左右悬灸双太溪穴 30 ～ 60 分钟。半月后又去其家再诊，知开始几天没犯，但这几天又开始犯了，只是程度似乎稍轻。时值暑假，便嘱其继用上法，等 9 月初我上门诊时再为其针治。9 月于上午专家门诊时为其针双太溪，隔日 1 次，留针时间为 30 ～ 60 分钟。连针几次，诸症依然，只是有时发作时间延至下午 7 点以后。之后再为之针太溪、大陵等穴数次，也未见显效，后病人未再来。电话问其父，曰：因疗效不显加之惧针，遂不再针。后与我的几个研究生反复讨论不效的原因，考虑可能有二：一是针刺时间，因专家门诊是隔日上午，其病较重但只是隔日针 1 次，也没有在其发病半小时之前针之；二是营气的运行除一日运行十二经脉外，还流注任脉、督脉一周，是否其病不在"大周天"而在"小周天"，不在肾经而在任、督？按"小周天"的流注时间，其时当针会阴穴。因为患者是未婚女性，便思派一女研究生每日下午上门为其免费针治，拟先于发病半小时之前针太溪穴，留针至发作时间已过，连针 10 次左右观察疗效，若不效再针会阴穴。与其父联系，因病人不同意而作罢。这是我治的第 2 例无效的时间性病症。

8. 中渚穴治疗亥时（21 ～ 23 点）病症

（1）中渚穴治疗亥时坐骨神经痛

约 1985 ～ 1986 年间，其时我在学院担任兼职辅导员，不能全天在门诊，也没有安排病房值班。有一天在诊室内，与陈乃明教授等讨论起病房的一个坐骨神经痛的病人，每天晚上 9 时许即疼痛发作，痛势较剧，晚上轮流值班的大夫各施针灸等方法，都是 11 点左右疼痛缓解，如此发作已经 1 周余。陈老师说："昨晚只针一穴，未再疼痛，当是何穴？"我知其针灸通常只取单侧穴位，答曰："是否 9 点前针患侧中渚？"老师点头称是。后知此病人也未再亥时痛作。

中渚（SJ 3）在手背，第 4、5 掌骨小头后缘之间凹陷中，见图 49。

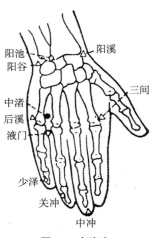

图 49　中渚穴

（2）中渚穴治疗亥时上肢疼痛

1998 年 6 月我接诊一病人，55 岁，因左侧肩臂疼痛 1 月余来诊。自诉每晚 9 时许左侧肩部及上肢疼痛，疼痛剧烈，难以忍受，持续约 2 小时自止，其他时间则一如常人。经拍片等检查诊为颈椎病，在外地治疗未见效果。因系外地病人，来诊时已快到下班时间，便按病人意见先开住院票收入病房再治。病人离开后，我便给几位实习的针灸本科学生讲授此病定时发作的原因，并说此病只针中渚穴即可获效。数日后年复一年的本科生毕业前临床技能考试开考，方法是选取门诊或住院病人现场让学生看病查体、针灸操作、写病历及提问。一女生（前几天跟我实习，听我讲过此病治疗）正好抽到了此病人，等我现场提问她当用何穴针治时，她因回答不出而不好意思地哭了。后此病人只针中渚数次后即未再亥时疼痛，继续住院针药调理后痊愈出院。数年后再见面时此女生主动谈及此事，并说她对时间性病症的治疗方法就是从那次提问才真正明白的，一辈子也不会忘了。

三、治疗时间性病症应注意的两个问题

1. 治疗时间问题

157

疟疾是最典型的时间性病症，服药的最佳时间应是发病前 2 小时左右，现行的教材《针灸学》《针灸治疗学》据此也将针灸治疗疟疾的时间定为发病前 2 小时左右，一些考试也据此命如下一单项选择题：

针灸治疗疟疾的最佳时机是：

A. 发病时　　B. 发病前 1 小时　　C. 发病前 2 小时

D. 发病前半小时　　E. 发病后 1 ~ 2 小时

标准答案是 C。

我认为，这道题的正确答案是 D，也就是发病前半小时。为什么呢？首先，内服中药和针灸取效的时间是不一样的，口服中药不可能立即起效，需等药物被吸收后才能发挥作用。针灸就不同了，如《灵枢·九针十二原第一》说："刺之要，气至而有效，效之信，若风之吹云，明乎若见苍天。"只要得气就能立即起效，所以，中药内服需要提前 2 小时，而针灸提前半小时左右就可以了。实际上古人早就对这个问题进行过研究，并有明确的结论了，只是许多人还不知道而已。《素问》共 81 篇，专论疟疾的就有 2 篇，

分别是"疟论篇第三十五"和"刺疟篇第三十六"，由此也可见古人对本病的重视。对于针治疟疾的最佳时间，《素问·刺疟篇》说得很清楚："凡治疟，先发如食顷乃可以治，过之则失时也。"也就是提前大约一顿饭的时间，即半小时左右。

实际上不仅是疟疾，只要是定时发作的疾病，都应该在发病前治疗以截断之。看看张仲景是怎么治疗时间性病症的吧。《伤寒论》第54条是这么说的："病人脏无他病，时发热自汗出而不愈者，此卫气不和也，先其时发汗则愈，宜桂枝汤。""时发热"就是定时发热，治疗应该"先其时"即提前用桂枝汤发汗治疗。

我的经验是，针灸治疗时间性病症，最好是在发病前半小时左右针之，并一直留针至发作时间已过再出针，中间每隔5～10分钟行针1次。在我治疗的时间性病症中，只要是用此法者，都是针第1次就能控制发作。但是由于种种原因，如病人就诊时间不便或下半夜、凌晨发病等，很难提前半小时针治（应该尽量离发病时间近一些针刺），在其他时间治疗，也同样可以取效。

2. 针灸选穴问题

以上我治疗的病例，都是根据"病时间时甚者取之输"用五输穴中的"输穴"而取效。现将十二时辰与十二经脉、输穴列表如下，供临证选择使用。

时间性病症用穴表

时辰	子时 23～1	丑时 1～3	寅时 3～5	卯时 5～7	辰时 7～9	巳时 9～11	午时 11～13	未时 13～15	申时 15～17	酉时 17～19	戌时 19～21	亥时 21～23
经脉	胆经	肝经	肺经	大肠经	胃经	脾经	心经	小肠经	膀胱经	肾经	心包经	三焦经
输穴	足临泣	太冲	太渊	三间	陷谷	太白	神门	后溪	束骨	太溪	大陵	中渚

接下来的问题是：治疗时间性病症，除了五输穴之"输"穴外，是否还可以用该经其他的穴位呢？如丑时病症，除了肝经的输穴太冲外，是否

还可以用肝经的其他穴位呢？回答是肯定的。但疗效可能会有差异，就好比同一个医院的大夫各有所长、水平不一是同样的道理。

除了用"输"穴外，若病症是明显的实证或虚证，可用五输穴的生克补泻法选取穴位治疗，方法是运用"虚则补其母，实则泻其子"及《难经》所说"泻井当泻荥，补井当补合"进行选穴治疗，也有很好的疗效。

如1987年10月曾治某男，24岁。每于半夜丑时（1～3点）胃脘部疼痛，已2年，痛不甚剧，喜温喜按，舌质淡红，苔薄白，脉弦。曾做钡餐透视确诊为十二指肠球部溃疡，经服中西药物及针灸内关、中脘、足三里等穴效不佳。丑时营气流注于肝经，肝经挟胃属肝，脉证合参，当属肝胃虚寒，此病宜取肝经穴，按五输穴生克补泻肝虚应取合穴曲泉。独取双曲泉穴，针用热补法，留针30分钟。针后当晚疼痛未作，继针5次痊愈，随访1年内未再发作。

十二经脉虚实证生克补泻取穴表

时辰	寅时	卯时	辰时	巳时	午时	未时	申时	酉时	戌时	亥时	子时	丑时
经脉	肺经	大肠经	胃经	脾经	心经	小肠经	膀胱经	肾经	心包经	三焦经	胆经	肝经
实证	尺泽	二间	厉兑 内庭	商丘	神门	小海	束骨	涌泉 然谷	大陵	天井	阳辅	行间
输穴	太渊	曲池	解溪	大都	少冲 少海	后溪	至阴 委中	复溜	中冲 曲泽	中渚	侠溪	曲泉

第四章

其他病症的一针疗法

而道上知天文，下知地理，中知人事，可以长久，以教众庶，亦不疑殆，医道论篇，可传后世，可以为宝。

——《素问·著至教论篇》

故善用针者，从阴引阳，从阳引阴；以右治左，以左治右。

——《素问·阴阳应象大论篇》

帝曰：愿闻缪刺，以左取右，以右取左，奈何？……有痛而经不病者，缪刺之。

——《素问·缪刺论篇》

十二经脉，三百六十五络，其血气皆上于面而走空窍。

——《灵枢·邪气脏腑病形第四》

庭者，首面也；阙上者，咽喉也；阙中者，肺也；下极者，心也；直下者，肝也……此五脏六腑肢节之部也……当明部分，万举万当。

——《灵枢·五色第四十九》

一、对几个问题的思考

1.指导针灸的理论只有经络学说吗？

本书的第一章，我们专门讲了经络的问题，并强调了经络的重要性，反复提到了"不明十二经络，开口动手便错"。但有一些针灸大夫却公开宣称：什么经络不经络，针灸主要就是刺激神经，按神经节段取穴临床照样有很好的疗效。

一些学生去医院实习回来后，也常常提这样的问题：在课本上学的是用经络指导针灸，但到了医院有的带教老师却说，根本不用学经络，经络就是神经。学生虽然也知道这一观点是错误的，但就是搞不明白这些不用经络理论指导的老师为什么针灸也照样有效呢？

记得我小的时候，有一个天真的想法：因为我会说话了，所以什么人说话我都可以听懂；因为我认识不少字了，只要拿着一本新华字典，所有的书我也肯定会读。等我知道世界上还有许多人根本不说汉语，也根本不用汉语写书时，才明白自己的这一想法是多么的幼稚！之后我又想当然地以为，外国人的话我听不懂，中国人都说汉语，我肯定能听懂吧？结果随着年龄的增长，又发现自己错了！我国有 56 个民族，不仅一些少数民族的语言我听不懂，即便同样是汉语，一些南方人说话我仍然听不懂。但是，能因为我听不懂就说他们不会说话吗？

经络和神经的问题也是这个道理。经络是客观存在的，神经也是客观存在的，经络系统和神经系统都是调节人体的重要系统。不能因为经络而否定神经，也不能因为神经而否定经络，就好比不能因为说汉语就认为世界只有汉语这一个语系是一个道理。

说到底，这是个思维方式问题。这个世界本来就是丰富多彩的，所以人的思维也不能只是线性思维，世界上的事情并不只是非此即彼那么简单。条条大道通北京，不能因为你每次都是坐汽车往返，就说乘火车和飞机往返走的路不对。人体是一个非常复杂的系统，也不仅仅只有经络和神经，所以，如果认为针灸只有传统的经络派和现代的神经派，也同样是不对的。

2.《内经》是封闭的还是开放的?

现在许多人都觉得《内经》很难学,并认为主要是因为年代久远,文字古奥所致。这种说法只说对了一半,因为就算是精通古文字的古代人,也觉得很难。如《素问·著至教论篇》的开篇就是这样一段话:

> 黄帝坐明堂,召雷公而问之曰:子知医之道乎?雷公对曰:诵而未能解,解而不能别,别而未能明,明而未能彰,足以治群僚,不足治侯王。

这段话说的是黄帝问雷公:你懂得医学的道理吗?雷公回答说:我诵读医书不能完全理解;有的虽有粗浅的理解,却不能分析辨别;有的虽能分析辨别,却不能深入了解其精奥;有的虽然了解其精奥,却不能加以阐发和应用。所以我的医术,只足以治疗一般官吏的病,不足以治疗侯王之疾。可见医书难读不仅是文字难懂,更重要的是内容深广。

那么要想成为一名高明的医生,需要哪些知识呢?我们接着看黄帝和雷公的对话:

164

> 愿得受树天之度,四时阴阳合之,别星辰与日月光,以彰经术,后世益明,上通神农,著至教疑于二皇。帝曰:善。无失之,此皆阴阳表里上下雌雄相输应也,而道上知天文,下知地理,中知人事,可以长久,以教众庶,亦不疑殆,医道论篇,可传后世,可以为宝。

以上的意思是说:雷公为了提高自己的医术,很希望黄帝传授给他关于树立天之度数,并如何合四时阴阳,测日月星辰之光等方面的知识。黄帝说:这些知识都不应该丢失和忘记,为医之道,应该上知天文,下知地理,中知人事。只有这样,才能长久流传下去,用以教导老百姓,也不致发生疑惑,只有这样的医学论篇,才可传于后世,成为宝贵的遗产。

正是在这一思想的指导下,《内经》对当时社会的上至天文、下至地理、中至人事的所有知识都博采广收,为医所用。阴阳五行学说本是战国时期诸子百家的内容,本属于哲学范畴,《内经》吸收之以为说理工具;七篇大论整合阴阳五行、天文历法等诸多内容于一炉,创立五运六气;此外,有关解剖、气象、物候、心理、地理、人事等内容也时见于书中,可以说,《内经》吸收了大量当时文化、哲学和科学技术的最新研究成果,并与医学融为一体,为医学所用。

可见《内经》并不是封闭的单纯的医学体系，而是开放的多学科的融合体系，中医的背景是文化，思维是哲学，理论是科学，临床是技术。也正因为如此，中医学的属性绝不单纯是自然科学，与针灸疗法相关的内容也并非只有经络学说。

当今的中医教育和科学研究之所以有些误区，走了不少弯路；当今的少数中医针灸同仁之所以对一些与中医结合的新知识新理论难以接受，甚至横加指责，说句不中听的话，就是因为"不识庐山真面目，只缘身在此山中"。至于极个别以学术界警察自居的所谓"大科学家们""文化名人们"和"学术大腕们"对中医及其相关学科的武断结论，就和不会品酒的人第一次喝高度茅台不觉其香，只觉其辣，却偏要以品酒大师自居同样可笑。

对于一个国家来说，闭关锁国是没有出路的，对于中医来说，也是如此。

3. 要学好中医，必须要读几千年前的经典著作吗？

俗话说：不想当元帅的士兵不是好士兵。同样，不想当名医的医生也不是好医生。因为我自小饱受病痛折磨，从立志学医的第一天起就想搞明白怎样才能尽快地学好中医。

一开始我的想法是：许多名医很可能是祖传的，有祖传经验和秘方。但我查证的结果是：历代的名医中属于祖传成名的虽然有，但占的比例不大，有的中医世家反而是儿子不如老子，孙子不如儿子，一代不如一代。之后我又想，"名师一点，胜读书十年"，中医那么难学，没有老师肯定不行，结果我又错了，有些名医根本没有老师，完全是自学成才。我又想，中医学博大精深，需要记忆的内容也特别多，应该从小就学，结果我还是错了，许多名医学医时已近中年，但没用多少年，就成了一代名医，如张介宾、吴鞠通、岳美中等；而有些人从小就学医，最后反而水平一般。

正当我百思不得其解时，恰巧当时《山东中医学院学报》开辟了《名老中医之路》这一栏目，我是每期必读，如获至宝。我发现名老中医的成才之路虽各不相同，但有三点是相同的：一是勤奋；二是重视和精通中医经典著作；三是理论与实际相结合，有大量的临床实践。之后我又专门查阅了古代名医们的成才经历，得出了相同的结论。勤奋和临床实践好理解，但中医学源远流长，历代皆有不少名著，中医学术也代有发展，但为什么历代的名医却如此看重几千年前的区区几本经典著作呢？

《内经》《难经》《神农本草经》和《伤寒杂病论》被称为中医的"四大经典"，学医之初我虽然不明白为什么这些经典比其他书好，但考虑到历代医家既然众口一词，应该有其道理，就有意在经典著作上下功夫。但开始的感觉却是味同嚼蜡，索然无味，便又将兴趣放在了后世浅显的一些医书上。等我编写《中医脐疗大全》等书时，我开始集中精力有意识地翻阅历代的名著，等把历代的名著走马观花地看了一遍，此时自己的临床经验也多了些，才感觉还是经典著作最好。用几句诗词来比喻，就是"曾经沧海难为水，除却巫山不是云"，历代的中医著作是那各具姿态的水和云，而四大经典则是沧海之水和巫山之云。"五岳归来不看山，黄山归来不看岳"，历代的中医著作好比群山，四大经典就是五岳。

1998年我开始主持学院的教学工作，在调整教学计划时，我力主针灸推拿专业要讲四大经典，为此我与有关人员论争了数月，最后还是按我的意见加上了。这几年，我们学院每年都要举办"春满杏林经典背诵大赛"活动，效果很好，令我特别高兴的是，活动的倡导和组织者当年也曾极力反对开设四大经典课。

前几年，我们大学曾邀请国家中医药管理局的李振吉副局长做了一场报告，主题是中医名医的培养，当我听到他说成为名医的必要条件只有两条——精通经典著作和大量临床实践时，我暗自高兴这与自己的观点不谋而合，但我更庆幸的是行业主管部门在总结经验教训和调查研究的基础上已经知道了应该怎样发展中医。

在科技发展日新月异的知识爆炸时代，为什么唯独学习中医还非得读几千年前的经典著作呢？这不是倒退吗？难道我们不如古人吗？

我虽然知道学习中医不精通经典著作不行，但面对类似以上的疑问，却一直没有令别人信服令自己满意的答案。直到最近，我才弄明白了这一问题，下面谈谈我的认识。

任何一门科学都有基本不变的内容和规律性问题，四大经典主要就是讲这些基本不变的内容和规律性问题的。比如一个人，不管社会怎么发展，人类怎么进化，也还是一个头，两条胳膊两条腿，既不可能成为三只眼的"马王爷"，更不可能成为千只手的"观音菩萨"。学习西医必须要学习解剖、生理、病理、药理、诊断，如果不学习这些基本不变的内容，要想成为一名高水平的西医是绝不可能的。而中医的四大经典著作，就好比是中医的解剖、生理、病理、药理、诊断，讲的也是基本不变的东西和规律性的问题。只不过由于东西方文化和思维方法的差异，西医学是从微观入手，说得直接、具体、浅显易懂；而中医学则是从宏观入手，把上至天文、下至地理、中至人事，对人产生影响的内容都考虑了进去而融为一体，说得概括、抽象、深奥难懂。

比如经络问题，《内经》不仅讲了经络系统的组成，还讲了十二经脉、奇经八脉、十五络脉、十二经别等的走行，讲了原气、营气、卫气的产生和运行规律及其与经络的关系，讲了经络的作用，讲了经络的病候和治疗原则，讲了四时日月的变化对经络气血的影响等等。不管针灸怎么发展，古人早已发现的这些基本不变和规律性的问题是不会发生质的变化的。如十二经络不可能成为十三经络，奇经八脉不可能成为奇经九脉，足阳明胃经不可能不到胃而到肾等等，就像人的五个手指头不可能成为八个，长江、黄河不可能流到广州是一个道理。

但就是这些最基本的问题，学术界至今还是没有完全搞清楚，如经络的实质问题，如营气、卫气、原气的运行会合问题等。这些问题在《内经》中记载得最为详尽，要想弄明白这些中医学的基本问题，不去读《内经》行吗？就好比要研究乾陵，不去乾陵实地考察，而只是看有关乾陵的照片、录像、小说等，能行吗？

《内经》不仅讲了五脏六腑、经络气血等这些人体基本不变的内容，还深入研究、发现和总结了病因病机、四诊八纲、生长壮老等人的生理病理的基本规律。现在可以肯定地说，古人在这些方面下了很大的功夫，直到今天，我们还是不太明白古人是怎样发现这些规律的，比如经络的走行、营气的时间运行规律等。今天是 2006 年 3 月 13 日，虽然早已是春天，但今年的春天却是异乎寻常地冷——今天的最低温度竟然到了零下几度！令人惊奇的是，看一下《素问》的七篇大论，就会发现古人早有记载，并且十分吻合。自然界的变化肯定是有其规律性的，五运六气就是讲自然界天气变化的规律及其对人体的影响，但是古人的这些推算方法因其牵涉的知识面太广，甚至有的知识体系已难以窥其全貌，加之年代久远、文字古奥，使得现代人难以用现在的语言进行准确表述。

有人说，把《内经》等的内容用现代语言描述出来不就行了吗？为何非得读古文不行？且不说五运六气等内容还难以用现代语言准确表述，就是其他相对简单的内容，要想把其中的意蕴完全表达出来也非易事，且往往是仁者见仁，智者见智，远不如读原文有滋有味。就像一些文学名著一样，再好的外文翻译稿也不如原文耐读。

必须要读经典著作的第二个原因是这些内容经得起临床实践的重复检验。且不说《神农本草经》的药性，也不说《伤寒论》的经方，单就《灵枢》来看，我现在可以肯定地说，绝对是临床家所写，是临床家将其宝贵的临床经验上升到了理论的高度，又用最简短的语言、精练的文字记载了下来。那时候写书是写在竹简上的，可以说每个字都有一定的分量，字写多了阅读和携带都非常不方便，所以古人在写作时就特别讲究，能少写一字就绝不多写一字，因而在《灵枢》整部书中，几乎找不出一句多余的话。

凡是跟我看门诊的研究生和本科生都知道，我要求每人都要带四大经典，至少必须带一本《灵枢》。近年来我经常对学生说，我在专家门诊看过的所有病人的疗法，都在四大经典著作上，尤其是在《灵枢》上，不信你们可以找一找，看看哪一例针灸治疗的方法不是本于《灵枢》。几年过去了，曾经怀疑过我这句话的学生也不在少数，但至今也没有找到我所处理的跑出四大经典的病例来。

例如一次专家门诊，第一位病人是一位神经内科的中西医结合医生，因颈椎病前来针灸，并说自己是典型的神经根型颈椎病。我对她说："你们讲神经，我们讲经络。"我看她的病在手太阳小肠经的循行线上，便在同侧的后溪穴处找到有显著压痛的条索状物，先按揉约1分钟，病人肩臂后侧的紧束不适感立即减轻。为之针灸后，我对学生说："这个病在《灵枢·经脉第十》上，至于手指麻木的治法也在《内经》上，你们自己去找吧。"

第二个病人是抑郁症，青年男性，说是近几天来体力特别好，怎么走也不累，且严重失眠。我为之针百会和前发际正中处并通电针，并对学生说："他的病在《灵枢·海论第三十二》上，是髓海有余之证，故针百会，针前发际正中则本于《灵枢·五色第四十九》。"针后病人安然入睡。

第三个病人是一位20岁的大学生，患严重的强直性脊柱炎，左髋外侧、腹股沟及大腿内侧疼痛，行走不便，仰卧于床上时左下肢不能伸直。我为之按揉左太冲穴约1分钟，不仅下肢内侧的疼痛立即消失，而且下肢即可伸直。我为之针太冲后，又在其大腿内侧近腹股沟处找到一有显著压痛的条索状物，并在此处针了一针。我对学生说："针太冲是因为其为肝经之病，见于《灵枢·经脉第十》；针阿是则是本于《灵枢·周痹第二十七》，至于阿是穴针刺的深度，则本于《灵枢·终始第九》的在筋守筋。"此时病人左髋外侧疼痛依然，我又在其左足临泣穴处找了一个显著的压痛点，先行按揉，左髋外侧的疼痛也有减轻，为之针后，我又对学生说："疼痛部位在胆经，取足临泣是本于《灵枢·邪气脏腑病形第四》之荥输治外经。"

第四个病人是慢性萎缩性胃炎的病人，我按其至阳、灵台，压痛非常明显，胃俞也有明显压痛，因系外地病人，先为之在上穴拔罐，嘱其回家后每日照此罐印拔 10 ~ 15 分钟，并处以辛开苦降中药与服。处理完毕后，我对学生说："取至阳、灵台本于《灵枢·杂病第二十六》。脾胃关系密切但又有不同，《素问·太阴阳明论篇》和《灵枢·五邪第二十》等曾专论之，治脾病宜甘温，治胃病宜辛开苦降，《伤寒论》的五泻心汤就是辛开苦降。"

再优美的音乐也是由 7 个音符组成的，肯定跑不出 7 个音符。经典著作讲得就好比是这 7 个音符，以及音符排列的规则和规律。

必须要读经典著作的第三个原因是熟读经典著作可洗脑，可自然而然地学会中医的思维方法。

我认为读经典著作有四个层次。第一层次是通文理。即首先你要认识这些字，并知道这些话的字面意思是什么。不少解释《灵枢》的书就是这一层次，只符合语言文字的要求。第二层次是通医理。不仅文意要通，还得搞清楚其医学道理是什么才行，历代医家注解的《灵枢》大都是这一层次，或者说只有一部分内容是这一层次。陈群益的《灵枢商注》一书，在医理上纠正了不少前人注释的错误，值得一读。第三层次是通应用。即不仅要通文理通医理，还得知道在临床上怎么用，其疗效到底如何。因为历代研究《灵枢》的医家少有从事临床者，从事针灸者更少，所以能达到这一层次的书籍就少之又少。在我见到的历代注解《灵枢》的书中，只有张善忱主编的《内经针灸类方语释》是这一层次的书籍。第四层次是通思维。中医和西医的理论体系不一样，思维方式也不一样。许多人之所以觉得中医特别难学，就是与思维方式有关。为了说明这一问题，我举几个例子。

20 世纪 50 年代乙脑流行，中西医治疗效果均不理想，死亡率高。石家庄名医郭可明先生因病人出现"大热、大渴、大汗、脉洪大"这四大症，辨为阳明白虎汤证，以白虎汤内服效果极佳。事后便有许多西医认为，既然白虎汤有效，肯定白虎汤内有灭杀乙脑病毒的有效成分，于是便开始研

169

究白虎汤对乙脑病毒的灭杀作用，结果发现不论是白虎汤的合煎剂还是石膏、知母、甘草等单味药，对乙脑病毒几乎没有什么作用，他们陷入了迷惑之中。第二年，乙脑再次流行，继续用白虎汤效果不理想。这时候许多人的看法是：还是要相信科学实验嘛！实验室证明白虎汤对乙脑病毒根本就没有什么作用，怎么会有效呢？去年的病还不知道是怎么好的呢。乃请四川名医蒲辅周会诊，蒲老结合运气学说，见病发长夏，此年雨水较多，有暑湿之邪，白虎汤只清热不祛湿，是以无效，便以白虎汤再加一味苍术祛湿，结果服用白虎加苍术汤等方剂后效果又很好。此时许多人又认为：肯定是苍术的作用。结果实验结果还是出乎意料——不论是白虎加苍术汤还是苍术，对乙脑病毒还是没有多大的作用。这真令按西医学思维的人百思不得其解。

再举个针灸的例子。1956 年，甘肃省委党校爆发细菌性痢疾，校医务室邀请甘肃省中医院针灸名医张涛清（山东烟台人）前去治疗。张老将79 例菌痢患者分为 4 组，2 组分别服西药，1 组服中药，1 组针灸治疗（天枢、下脘、关元、足三里、神阙）。治疗结果是：针灸组的症状平均消失日为 3.3 天，大便平均转阴日为 4.6 天，是 4 组中疗效最好的。1958 年，当张老在全国卫生技术经验交流大会上宣读这一成果论文时，有的人支持他继续实验，有的人半信半疑，还有的人则干脆否定，觉得用针灸治愈细菌性痢疾是不可能的，因为针灸针上没有任何可以杀死志贺菌属（痢疾杆菌）的药物。后来，张老对此继续研究，成果获中央卫生部乙级科技成果奖。现在用针灸治疗的细菌性、病毒性及其他病原微生物所致疾病又何止痢疾？例如疟疾是疟原虫引起来的，针灸后，不仅症状消失，血中的疟原虫也不见了，你说怪不怪？

类似的例子不胜枚举。如果用西医的思维，就觉得不可能，但换一下思维方式，你就觉得并不难理解了。

说到这里，你可能还是不明白中西医的思维到底有什么不同。那我就再举几个例子大家一起去思考。

在一个鱼塘里面，有很多的鱼，怎样才能把鱼塘里的鱼消灭呢？按西医的方法，就是朝着鱼使劲。比如，可以一条一条地把鱼钓光，也可以用网把鱼打尽，还可以用炸药炸，如果水不太深，可以直接下水抓等等。而中医的办法并不是朝着鱼使劲，而是思考鱼为什么能活着。鱼活着是因为鱼塘中有鱼赖以生存的条件，我不用朝着鱼使劲，只需改变一下鱼的生存环境就可以了。比如，鱼生存是因为有水，我把水放了或抽光了，鱼自然就死了；鱼之所以能在水里生存，是因为水的温度适宜，还有一定的溶氧量，我把水的温度改变一下，或把水中的氧气想法去掉，鱼也就自然会全部死光了。

人体好比鱼塘，而人体内的细菌、病毒等形形色色的病原微生物，就好比是鱼塘中的鱼，西医的方法是对付细菌、病毒等病原微生物，虽然非常直接、简单，但有时也会出现"按下葫芦起来瓢"的情况。中医的方法则是着重于调整机体的内环境，使细菌、病毒等致病微生物无法在体内生存和繁殖，用中医的话说，就是疏通经络，调和阴阳气血，扶正祛邪。所以中医的整体观念和辨证论治就是着眼于调整机体的内环境，触发、调动和增强机体本来就有的抗病能力。

现在许多人都热衷于中西医结合，这种想法是好的，但要真正结合起来，怕是没有想象的那么简单。这是因为两者的思维方式不一样，理论体系也不一样，西医多用线性思维，非此即彼；中医则是系统思维，可此可彼，由此及彼。现在中医药大学里的课程是中医和西医的课程一起上，如果用西医的思维来看待和学习中医，到头来只能是一脑子糨糊，糊里糊涂。为什么会出现这种感觉呢？打个比方，我从小就喜欢语文，学习成绩也很好，听说要学习英语了，我内心暗想：我一定可以和学习语文那样把英语学得最好。为什么呢？我知道中文的"不"英文叫"no"，中文的"是"英文叫"yes"，那么英文的"不是"肯定就是"noyes"了。你想一想，虽然中文、英文都是说话，但其语法体系不一样，绝对不可以用中文的语法体系去和英文一一对应，否则就会出现"noyes"的低级错误。中医和西医也是如此，虽然都是为人治病的，但思维方式不同，理论体系不同，绝对不可以对号入座，或者用西医的标准体系来评价中医。遗憾的是现在许多人仍在犯着"noyes"的低级错误而浑然不觉。

看一些好的文学作品或电视剧时，你会不自觉地与作品中的人物一起悲欢，熟读中医经典著作也是如此，可以使你在不知不觉中学会中医思维。当你沉浸于其中的时候，你就会真切地感受到"读你千遍也不厌倦"了，也就会自然而然地感慨"妙哉！工独有之"了。

马克思和恩格斯关于社会主义的某些论断可能是不完善的，但辩证唯物主义和历史唯物主义的立场、观点和方法仍在武装着我们的头脑，指导着我们的行动。中医的经典著作也是如此，天、地、人、病都有了变化，社会也在不断发展，经典的东西也并不是完美无缺的，但其思维方式仍是学习中医和学好中医的捷径。

如果马克思、恩格斯活到现在，他们肯定会吸取当代的一些哲学和自然科学的最新研究成果以丰富自己的理论，同样，如果《内经》时代的先人们生活在当今时代里，也不会故步自封，也会吸取文化、哲学、科学、技术等社会发展的最新成果来丰富和发展自己。所以，认为经典过时了的思想是错误的，对经典之外的一些新理论新知识如全息理论、微诊微针系统等一概拒之门外也同样是错误的。

二、缪刺与关节对应取穴法

前面我们曾经提到针灸易学而难精，说针灸易学的一个原因是针灸可以在病变的局部取穴治疗。以疼痛为例，哪儿疼痛就扎哪儿，头痛就治头，脚痛就治脚，如果疼痛的部位有经穴，就取经穴，如果没有经穴，还可以取阿是穴，这种针灸方法中医叫作局部取穴，是非常简单的，也是有效的，所以在"文化大革命"的年代里，许多赤脚医生也往往会针灸，也治好了不少病症。

但针灸远非这么简单，如"四总穴歌"就全部不是局部取穴，而是远道取穴。即不是头痛治头、脚痛治脚，而是头痛治脚、脚痛治头。如《灵枢·终始第九》说："病在上者，下取之；病在下者，高取之；病在头者，取之足；病在腰者，取之腘。"

不管是头痛治头的局部取穴，还是头痛治脚的远道取穴，一般的针灸医生往往只知道左侧有病治左侧，右侧有病治右侧，但高明的针灸大夫却知道左侧有病治右侧，右侧有病治左侧。如《素问·阴阳应象大论篇》说："故善用针者，从阴引阳，从阳引阴，以右治左，以左治右，以我知彼，以表知里，以观过与不及之理，见微得过，用之不殆。"

前面讲俞募穴的应用时，曾提到了"从阴引阳，从阳引阴"。实际上"从阴引阳，从阳引阴"其含义并非只指俞募穴的应用。例如按压至阳、灵台治疗急性胃痛，胃痛的部位在腹部属阴，至阳、灵台在背部属阳，也属于

172

从阳引阴；再如对疼痛部位固定而局限的腰痛，可针与疼痛部位前后相对的腹部压痛点，往往有较好的效果，也属于从阴引阳。我们上面提到读《内经》的原文比读解释的现代文有味道，你想一想，用现代的一句话是很难把"从阴引阳，从阳引阴"这八个字的全部含义说清楚的。

"以右治左，以左治右"在《内经》中有两种情况：一种是病在经，应该用"巨刺"法；一种是病在络，应该用"缪刺"法。有人认为"巨刺"可能为"互刺"之误，即左右互刺，是有一定道理的。

那么什么是巨刺，什么是缪刺，两者有何区别呢？《素问》的第六十三篇叫"缪刺论"，就是专论缪刺的，对这些问题进行了说明，此篇开篇便说：

> 黄帝问曰：余闻缪刺，未得其意，何谓缪刺？岐伯对曰：夫邪之客于形也，必先舍于皮毛；留而不去，入舍于孙脉；留而不去，入舍于络脉；留而不去，入舍于经脉；内连五脏，散于肠胃，阴阳俱感，五脏乃伤。此邪之从皮毛而入，极于五脏之次也。如此，则治其经焉。
>
> 今邪客于皮毛，入舍于孙络，留而不去，闭塞不通，不得入于经，流溢于大络而生奇病也。夫邪客大络者，左注右，右注左，上下左右，与经相干，而布于四末，其气无常处，不入于经俞，命曰缪刺。

以上是以外邪入侵人体为例对巨刺和缪刺进行了说明。外邪入侵人体的传变规律一般是皮毛—孙络—络脉—经脉—所属脏腑和肠胃，如果是这种传变方法，病已入经脉，就用巨刺法。如果邪气闭阻了络脉，没有再传入于经脉者，病邪只在络脉，就用缪刺法。因为邪气闭阻络脉后，外不能出而病愈，内不能入于经脉，只能沿着大的络脉传于上下左右，如左边的络脉闭塞了，病邪就可以传到右边的络脉，从而在右边出现疼痛等反应，这种情况就应该缪刺。推而广之，不论何病，病在经脉者可考虑巨刺，病在络脉者可考虑缪刺。所以本篇在结尾时说："有痛而经不病者，缪刺之。"

那么，是不是所有的经脉病都可以巨刺，所有的络脉病都可以缪刺呢？为什么叫缪刺呢？本篇下面接着说：

> 帝曰：愿闻缪刺，以左取右，以右取左，奈何？其与巨刺，何以别之？
>
> 岐伯曰：邪客于经，左盛则右病，右盛则左病，亦有移易者，左痛未已而右脉先病，如此者，必巨刺之，必中其经，非络脉也。故络病者，

其痛与经脉缪处，故命曰缪刺。

以上说明，只有病在左而表现于右，或病在右而表现于左者，才可以巨刺和缪刺。病在经脉者，宜巨刺刺经，病在络脉者，宜缪刺。

巨刺可根据脉象而定左右。左痛而右脉异常者，是病在右而表现于左，宜根据治病必求于本的思想针其右侧有病的经脉；右痛而左脉异常者，是病在左而表现于右，宜针其左侧有病的经脉。所以《灵枢·九针十二原》说："凡将用针，必先诊脉，视气之剧易，乃可以治也。"《灵枢·终始第九》也说："治病者先刺其病所从生者也。"

病在络脉而没有入于经脉者，脉象不会出现异常，而病邪的传变却是沿大络"左注右，右注左"，即可以左右传变，那么怎么知道其传变的规律呢？本篇说"上下左右，而布于四末，其气无常处，不入于经俞"，这就告诉我们，传变的一般规律是传于四肢末端，并且是上下左右传变，所谓上下左右，就是左上肢传右下肢，右下肢传左上肢，至于在对侧上下肢体的什么位置，就不一定了。但有一点是可以肯定的，病邪虽然可以"与经相干"，即干犯经脉，但却不会传入于经脉。那么，怎么才能知道病邪所在的确切位置呢？

我们接着向下看：

邪客于臂掌之间，不可得屈。刺其踝后，先以指按之痛，乃刺之。

这儿就说得很清楚了，臂掌即腕关节的病，应该针刺对侧的踝关节，针刺踝关节的什么地方呢？那就需要"先以指按之痛，乃刺之"，即在踝关节附近找压痛点，压痛点在哪儿，就在哪儿针刺。

就是以上简简单单的 24 个字，历代的医家却也是仁者见仁，智者见智，都将"踝"强解为"腕"。如马莳解为腕后"通里"，张介宾解为腕后"内关"，高士宗则解为腕后压痛处，现在注解《素问》者则各有所从。"踝"就是脚踝，怎么能指"腕"呢？也许有人会说，"踝"也可以指手掌后的高骨，即现代的尺骨小头处，但仔细看一下《灵枢》的全书，就会知道，《灵枢》中的"踝"大都是指足踝而言，至于手掌后的高骨，《灵枢·本输第二》等篇中多称之为"锐骨"；且本篇明言"上下左右"，而非只是"左右"，所以，此处指对侧的足踝无疑。再者，注解《素问》者有几人曾在针灸临床中实践过这句话？只是望文生义，就难免纸上谈兵而不切实际。

我根据这 24 个字的记载，临床应用探索 20 余年，发现腕关节的疼痛都可以在对侧踝关节找到对应的压痛点，而踝关节的疼痛也都可以在对侧的腕关节找到对应的压痛点，在此压痛点针刺，屡刺屡效，每有针入痛止之效，岂不妙哉！

之后我又发现，对一些病在络脉的病，如关节扭伤等，都可以在上下左右对应的关节处找到压痛点。具体的对应规律是：腕关节和对侧踝关节相互对应，肘关节和对侧膝关节相互对应，肩关节和对侧髋关节相互对应，指关节和对侧的趾关节相互对应。如右踝关节扭伤，可在左腕关节找压痛点针刺之，往往一针下去，可立即使疼痛缓解。这种针刺方法就叫作关节对应取穴法。

因为络病常常"与经相干"，所以在一般情况下，关节对应是同名经对应，即阳经与阳经对应，阴经与阴经对应。具体地说，足太阳经膀胱经与手太阳小肠经相互对应，足少阳胆经与手少阳三焦经相互对应，足阳明胃经与手阳明大肠经相互对应，足太阴脾经与手太阴肺经相互对应，足少阴肾经与手少阴心经相互对应，足厥阴肝经与手厥阴心包经相互对应。

如右外踝下的扭伤，疼痛部位在足太阳膀胱经的申脉穴处，其压痛点就在左腕关节手太阳小肠经的养老穴处；若是右外踝前下方足少阳胆经丘墟穴处扭伤，其压痛就在左腕关节手少阳三焦经阳池穴附近了；若扭伤在申脉和丘墟之间，在足太阳和足少阳之间，则压痛点就应该在养老和阳池之间找，即手太阳和手少阳之间找了。但阴经的对应有时候就不一定这么准确，如左内踝下照海穴处和内踝后太溪穴处的扭伤，其压痛就不在右侧腕关节手少阴心经神门穴处，而是在右腕关节的桡骨茎突附近，因为桡骨茎突对应于内踝。所以，只能说是一般情况下同名经对应，说同名经对应也是为了方便记忆，确切地讲，还是关节对应。

我还发现，只要是四肢有局限而固定的疼痛点，均可用关节对应取穴法治之，疗效远胜于常规针刺。今不忍自秘，例举几个用关节对应取穴法可收速效的病症，谈谈应用体会。

1. 踝关节扭伤

踝关节扭伤是临床最常见的关节扭伤，多见于青少年。当在高低不平的路面上行走，或下坡、下楼梯，或跑步、跳跃、由高处落地，踝跖屈位，突然足底向内或向外翻转，即可造成踝关节扭伤。临床以足内翻位扭伤多见，

175

根据损伤情况可分为三种：单纯外侧副韧带损伤、骨皮质撕脱及踝关节半脱位。

单纯外侧副韧带损伤时，疼痛在外踝，踝关节明显肿胀，皮下可有瘀血，活动受限，走路跛行。骨皮质撕脱者，疼痛肿胀较前者更剧，活动受限。半脱位者，患者自觉踝关节不稳定，屈伸时有声音，疼痛往往为刺痛，不能行走。局部检查时可见踝关节外侧压痛，内翻时加重。骨皮质撕脱者内翻时踝关节不稳定，足跟叩击试验阳性。半脱位者，内翻时外踝可出现明显凹陷。可行 X 线检查以排除骨折。

踝关节扭伤后早期处理很重要，宜卧床休息，下地时持拐以防止踝关节负重，不能过早活动，休息应在 2 周以上。损伤后应立即用冷敷，切忌热敷。

关节对应取穴法对踝关节扭伤有特效，往往针后疼痛可以立即减轻或消失，远胜于其他治疗方法。

（1）养老穴处压痛点

踝关节扭伤以足外踝扭伤最为常见，足外踝的扭伤又以足外踝下方申脉穴处的扭伤最为常见。对于这个部位的踝关节扭伤，都可在对侧腕关节的养老穴处找到一个显著的压痛点，只要找准了这个对应点，或按揉或针刺，皆有捷效。

我自己的踝关节就扭伤过 2 次，都是用此法立刻见效，1 次治愈。

在第一章急性腰扭伤的治疗中，我提到 1991 年暑期曾带队到沂蒙山区某县中医院进行扶贫医疗实践。有一天下午，在下班回宾馆的路上，我因躲避迎面而来的机动车，便从一堆横放于路边的水泥电线杆上走，等走到头，却发现前面是一个小水湾，我奋力一跳，跌倒于地上，把右踝扭了，只好由同学搀扶着，忍着疼痛一瘸一拐地回到了宾馆。等坐于沙发上时，我发现右外踝下方已经肿得很厉害，其他老师和同学过来看我时，我已经无法站立了。俗话说：伤筋动骨一百天。本来是来给老百姓治病的，自己却不小心扭了脚。再者，次日一早一位同学按计划还要到汽车站乘车到百里以外的山上采药，身为好朋友和队长的我，曾经跟他说过要去车站送他。怎么办呢？我一边愁眉苦脸地想着，一边拿出了针准备给自己针灸。我首先想到的是一句歌诀："跌仆损伤破伤风，先与痛处下针攻。"便在肿痛的部位和四周进行围刺，留针半小时左右，出针时每个针孔都有血或淡黄色水样物渗出，但肿痛没见明显变化。我又想起了关节对应取穴法，便用右手食指在左侧腕关节处寻找压痛点，果然发现在左侧养老穴处压痛非常明显，我忍痛使劲按揉了几下，接着一边按揉一边活动了一下右踝，没想到疼痛立刻明显减轻。我大喜过望，一边按揉一边试着站了起来，又试着走了几步，竟然可以行走了。我又重新坐了下来，自取一针，左手以掌向胸（取养老穴时应该采取的体位，否则不易取），右手持针刺入养老 0.5 寸左右，用泻法，一边捻针一边活动右踝，虽然肿胀如故，但疼痛却全无。在同学们惊奇的目光下，我竟然几乎可以和正常人一样行走了！就连快走、小跑也没事了！见疗效如此之好，我没舍得拔针，而是每隔数分钟便行针一次，同时进行踝部活动和行走，一直留针 2 小时。等到第二天早上起床时，我发现不仅疼痛全消，连肿胀也基本消失了，便步行数里将采药的同学送到了汽车站。

记不清是 1992 年还是 1993 年了，在江西庐山召开全国针灸学术会议。到会后的第二天清早，一位年轻的代表约我去看日出，说从地图上看离住的地方不远。我便随他前往，结果走了近 1 小时，连续翻过了两个山头，在下到第二个山的山脚下时，发现路边是一条沟，我用力一跳，结果又立时跌坐于地上，还是右踝的下方，又扭伤了！这可怎么办？此时回去不仅扫兴不说，还不知道几个小时才能返回住处呢。我立即用右手食指按揉左养老穴处压痛点，疼痛立刻缓解，便站了起来，用十分坚定的语气说："没事，我们接着走！"又走了一会儿，碰见了当地的一位老乡，经询问，才知道我们走错了方向，只好回返。但一边按揉一边行走，不仅疼痛全消，而且这次外踝下也没有肿胀起来。第三天，会议专门组织看日出，在导游的带领下，我们不到半小时就到了目的地。就是这次经历，不仅让我再次亲身感受到了关节对应取穴法的捷效，更体会到了"不识庐山真面目，只缘身在此山中"的意蕴，还感悟到了学习中医也和走路一样，走错了路，是难以到达目的地的，只会越走越远。

几年前，在学校原三层办公楼的楼梯上，我看见一名年轻教师正在一瘸一拐地向上走着，当我从后面超过她时，顺便问了问，才知道是四五天前参加学校举行的教工排球比赛时，她不慎扭伤了脚。她问我有什么好办法，我说："针灸效果不错，一般一次就可以见效。"她用怀疑的语气问："真的吗？"我说："你可到我们学院办公室，我给你针一针试试。"让其坐下，脱下鞋袜，扭伤部位是在右踝，整个右踝下方及前下方均明显肿胀，颜色青紫，行走时感觉最疼痛的部位及最显著的压痛点均在外踝下方。我让其重新将鞋袜穿上，并站立起来，然后在她的左腕关节养老穴处找到了一个非常显著的压痛点，我先用手指在此压痛点按揉了约 5 ～ 6 秒钟，然后说："你现在走两步试试。"她走了几步，高兴地说："痛得差多了。"我说："我数一二三，当我数到三的时候，你大声咳嗽三声，同时使劲跺右脚三下。"她说："这几天右脚肿痛得厉害，连走路都困难，怎么敢使劲跺脚啊？"我说："没事。当我数到三的时候，你尽管一边大声咳嗽，一边使劲跺脚就行。"当我数到三的时候，我迅速将针刺入了她的养老穴，并快速提插捻转，等她咳嗽和跺脚完毕后，我也停止了行针，又说："走几步试试。"她走了几步，然后又迎面向我走来，一边走一边说："真是神了！怎么一点也不痛了呢？"听到这句话，我非常高兴。没想到她接下来的一句话，却让我在众目睽睽之下闹了个大红脸："高老师，您太伟大了！我真想拥抱您！"在同事们的欢笑声中，她手上带着针，跑回了她的办公室。

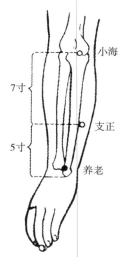

图 50　养老穴

养老（SI 6）是手太阳小肠经的郄穴，有救急之功，在前臂背面尺侧，当尺骨小头近端桡侧凹陷中。养老穴的取法很重要，取法不对，就难得其穴。取穴时，应屈肘，掌心向胸，在尺骨小头的桡侧缘，于尺骨小头最高点处的骨缝中取穴；也可以先把掌心向下，用另一手的食指按在尺骨小头的最高点上，然后掌心转向胸部，这时食指下就会出现一个骨缝，便是养老穴所在，见图 50。

（2）阳池穴处压痛点

当踝关节的扭伤是在外踝的前下方，相当于胆经的丘墟穴处时，或者外踝的扭伤针刺养老穴后，外踝下方的疼痛缓解，但外踝前下方仍然疼痛者，就应当在对侧腕关节手少阳三焦经的阳池穴处找压痛点针刺了。

针刺方法同养老穴，应先按揉一二十秒，看疼痛有无减轻，若有减轻，则跺脚并随咳进针，一般疼痛可立即缓解。若按揉后疼痛无变化，说明还没有找对地方，应再仔细寻取显著的压痛点处，只要找对了地方，按揉后疼痛可立即减轻。

阳池（SJ 4）是手少阳三焦经的原穴，在腕背横纹中，当指伸肌腱的尺侧缘凹陷中，见图51。

以上病例都提到了针刺时咳嗽三声并使劲跺三下脚。经常有人问为什么要这样操作，咳嗽和跺脚为什么都是三声或三下。咳嗽的问题在急性腰扭伤的治疗中已经提到了，跺脚的目的和咳嗽有相似之处：一是转移患者的注意力，缓解针刺时的疼痛，预防晕针（站立位针刺时容易晕针）；二是为了活动患部，这也是很重要的一点，叫作运动刺法，凡是取远端的穴位治疗某一部位的病痛时，若配合活动患部会明显提高疗效。再就是针刺时让病人保持最痛的体位或状态，止痛效果会更好，这一点我是从千佛山山会上的游医处学到的。

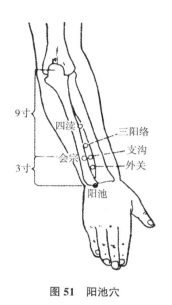

图51 阳池穴

179

前些年，每年的千佛山山会我都要去，就是看一些游医的表演或"骗术"，你想一想，在省城不少有文化的人都让这些游医"忽悠"了甚至受骗上当了，为什么呢？除了游医的三寸不烂之舌外，不可否认有些游医也确实有一二招让人刮目相看的"小绝技"。如一游医治疗腰痛，就是让病人在腰最痛的体位针刺，可立时见效，之后我在临床试用，确有效果。清代医家赵学敏曾收集整理了民间走方医的经验写成了《串雅内编》和《串雅外编》，其中的许多治法和方子都是切合实用的。如我主持完成的省中医药管理局的课题熏灸脐部治疗女性排卵障碍性不孕症，其药物组方就是本于《串雅》的"温脐种子方"。现在许多科班出身的中医，看不起民间医生，是不对的。孔子说："三人行，必有我师焉，择其善者而从之，其不善者而改之。"并曾问道于七岁的儿童。孙思邈说："一事长于己者，不远千里，伏膺取决。"陈乃明教授经常说："谦虚不是口头上说我不行，行动上却没有任何表示，真正的谦虚不是唯唯诺诺，而是在思想和行动上能不断地学习别人的长处。"他们的成功是不是也与他们的这种态度有关呢？

至于咳嗽和跺脚的次数，不一定是"三"，四、五、六、七、八……都可，一般三次的时间即足以将针刺入并捻转行针了，当然也可以根据情况让病人重复咳嗽跺脚，妙用在人，不必拘泥。古代的数字有阴数阳数之说，《素问》也说"法于阴阳，和于术数"。针刺手法的烧山火，一般是行九阳数，透天凉则是行六阴数，要理解古医书，不懂术数怕是不行，但现在不用阴阳数也照样可以做出来，甚至用六阴数也可以做出烧山火，用九阳数也可以做出透天凉来。这就值得我们去思考了。

留针时应经常活动扭伤部位，怎么痛就怎么活动，并配合行针，效果会更好。

临床上内踝处的扭伤比较少见，若是内踝的扭伤，压痛点就不在养老穴和阳池穴处了，而是应该在太渊穴和阳溪穴处找压痛点了。

2. 膝关节扭伤

膝关节扭伤临床时有所见，但比踝关节扭伤要少一些。常规的针灸治疗方法是局部取穴治疗，我治疗膝关节扭伤数例，皆用关节对应取穴法治愈。

尺泽穴处压痛点

180 治疗膝关节内侧的扭伤，相当于阴陵泉穴上方，胫骨内侧髁处疼痛为甚者。

大约是1990年，学校召开研究生教育工作会议，会后几天一直没见到一位老师，身为研究生班班长的我因为有事需向老师请示，一打听，原来是伤着腿了，在家卧床养伤。我急去其家探望，见老师卧床不起。交谈中，方知老师在会议合影留念时不慎从高凳上跌落，恰巧滑入楼前的铁栏算槽内，左足未到槽底，两侧的铁条紧紧卡住了膝关节的下方。我查看其伤势，左小腿还有划伤的痕迹，左膝盖下方内侧肿胀，皮色青紫，左膝因疼痛不能屈曲。我说："给您针针灸吧？"老师说："伤后已请骨伤科专家诊治，行内服中药及外用中药熏洗治疗。不用针了吧？"我听出其意思是对针灸能否治疗此病还有怀疑，便说："要不我先给您按压一下穴位试试吧。"老师说："好吧。"我在他的右侧肘关节尺泽穴稍下方找到了一个非常显著的压痛点，用拇指按揉了约10秒，然后一边继续按揉，一边说："老师，您现在活动一下左膝关节试试。"老师躺在床上试着活动了几下，说："哎呀！快一周了都不敢活动，你这一按还真管用，马上就能活动了。"我说："老师，您家离学校很近，要不我回去拿针给您针一下？"得到老师的同意后，我快步往返，用随咳进针法针之，行快速捻转提插手法，然后让老师活动患部，即刻疼痛基本消失，活动自如。我说："老师，要不我扶您下床走走试试？"老师说："我可一周没下床了，能行吗？"我说："不要紧，我扶着您。"老师小心翼翼地先在床边坐了一会儿，然后在我的搀扶下站了起来，先在原地抬了抬左腿，没有什么问题，又走了几步，然后说："还真没有想到针灸这么管用。"我又给他行了一会针，然后说："老师，您再走得快一些，或者再小跑几步试试。"老师果然可以快走和小跑了。

尺泽穴见图27，治疗膝关节内侧的扭伤时应在此穴上下左右找压痛点。若是膝关节外侧如阳陵泉上方或前上方处的扭伤，则非尺泽所宜了，应该在曲肘时的肘尖处寻找压痛点。

3. 下肢肌肉拉伤

下肢肌肉拉伤常见于长跑和足球运动员，临床较为常见，常规的针灸治疗方法是局部取穴。我在关节对应取穴法的启发下，发现肌肉拉伤在对侧上肢的对应部位也有显著的对应压痛点，针之有速效，明显优于局部取穴。

对侧上臂对应部位压痛点

2004年，在济南市举办全省高校足球比赛，某高校足球队队长右侧大腿内侧拉伤，2天后就要比赛，甚为着急。我所在学校某教师的儿子也在此校足球队，介绍来诊。观其疼痛部位，是在右侧大腿中段的中前缘，做踢球动作时疼痛更甚。我让其站立，在他的左侧上臂内侧中段的中前缘找到了一个非常显著的压痛点，为之按揉数下，并让其做踢球动作，疼痛立即减轻，继用随咳跺脚进针法针之，疼痛马上消失；令其带针到走廊上做踢球动作，留针30分钟后起针，并告诉他，明天可再来针1次以巩固疗效。翌日，其教练亲自陪同前来，询其病情，说今天还觉得有点疼痛，但比昨天轻多了。我又让其指了指疼痛的部位，并不是昨天的部位，而是向上了些，便在昨天针刺处的上方找到了一个压痛点，如法按揉并针刺，疼痛又立即消失。留针过程中，他问："为何针后疼痛点转移了呢？"我说："不是疼痛点转移了，你拉伤的是整个肌肉，不是一个点，第一次针后最痛点的疼痛消除了，其他原来不太痛的地方你也就感觉出来了。关节对应取穴法就是如此，越是疼痛局限的病痛，效果越好，一针只能解决肢体关节对应部位的疼痛，若疼痛的范围很大，则效果不理想。"留针 30 分钟起针后，其教练问："明天下午就要比赛，还用不用来针？"我说："若还痛，明天上午 8 点过来再针一次；若一点也不痛了，就不用来了。"结果翌日未再来针。数日后，在电梯中碰见某教师，高兴地相告：其儿子所在的足球队得了冠军，队长是主力队员，功不可没，第一场比赛就表演了"帽子戏法"，一人连进三球！

4. 肱骨外上髁炎

肱骨外上髁炎亦称肱桡关节滑囊炎、肱骨外髁骨膜炎，因网球运动员较常见，又称为网球肘。该病是常见病，以肱骨外上髁处疼痛、压痛为主要表现。通常有肘关节外侧疼痛，有时可牵涉至前臂，握拳、屈腕、拧毛巾、提热水瓶、扫地等动作可使疼痛加重，持物有时可失落。检查时肱骨外上髁部多不红肿或轻度肿胀，较重时局部可有微热、压痛明显。多见于特殊工种，如砖瓦工、木工、网球运动员等。属中医学"伤筋"范畴，并称之为"肘劳"。

182　　肘灵穴

1996 年上半年，我在针灸病房查房时，一位 40 岁左右的中年男性陪人主动跟我打招呼，我见他似乎有点面熟，却怎么也想不起曾在哪儿见过他了。他见状又接着说："您忘了？高大夫，您曾经给我治过病。我的网球肘就是前年您给我只扎了一针就好了。"我心想：网球肘我治过不少，也见其他针灸前辈治过不少，有时针十天半月也不一定能行，我怎么会一次就给他治好了呢？但看病人说得如此诚恳，便又问了一句："您还记得我当时是怎么给您治的吗？"他说："就在第一诊室内，您让我坐在椅子上，在我的腿上这儿针了一针，给我按揉了几下肘部疼痛的地方，又让我自己一边活动一边按揉，进针的时候还让我咳嗽了几声呢！"我看了下他指的部位，正是阳陵泉附近，又经他这一提醒，忽然想起来了，这是我试用关节对应取穴法治疗的第一位网球肘的病人，因为当时针后病人肘部的压痛并没有立即消失，病人也没有再来针第二次，以为此法对网球肘并没有特殊的疗效，所以也就没再用。

之后到现在 10 年来，在对侧的阳陵泉处寻找最明显的压痛点处进行针刺就成了我治疗网球肘最常用的方法了，一般针 1 ～ 2 次即可见效，5 ～ 8

次即可痊愈。因为这个穴位在阳陵泉穴附近，又可以治疗网球肘，所以我就将其命名为"肘灵穴"（灵与陵同音），具体位置见图52，但总以最显著压痛点处为准，一般多在阳陵泉上方腓骨小头处。若针后再在阿是穴针一针，然后在两穴通电，起针后再在肘部疼痛局部刺络拔罐，效果会更好。

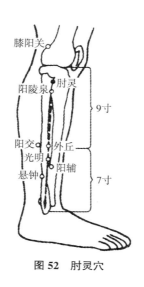

膝阳关
阳陵泉　肘灵
9寸
阳交　外丘
光明　阳辅
悬钟
7寸

图52　肘灵穴

5. 足跟痛

足跟痛是临床上常见的症状，又称为跟痛症，多见于中老年人。西医学的足底筋膜炎、跟骨刺、足底脂肪垫萎缩、足跟部外伤等都可以引起足跟疼痛。中医学称之为跟骨痛，病在骨，病本在肾，多属肾虚或兼有寒湿瘀血。一般的针灸治疗方法是取太溪、阿是等穴，但难收速效。我在临床上常用关节对应取穴法，有很好的止痛效果。

大陵穴处压痛点

记得大学刚毕业时我买过一本不错的针灸书，叫《针灸配穴》，取穴少而精，对于许多病症只用一二个穴位治疗，临床试用，多有疗效。其中就有用大陵治疗对侧足跟痛的记载，依据是足跟部属肾经所过，肾经顺接手厥阴心包经，取手厥阴心包经的大陵属于接经配穴法。之后多次试用，皆有较好的止痛效果。但我发现一般是在对侧的大陵穴出现压痛点，并且严格地说，压痛点是在大陵穴的附近，相当于足跟骨的对应部位。如果仅是按照接经配穴法，取同侧的大陵似乎更合理；再者，心包经的其他穴位也应该有效，而不仅仅是大陵穴，但至今也未见用心包经的其他穴位治疗足跟痛的报道。所以，我认为用对侧大陵穴处的压痛点治疗足跟痛，用关节对应取穴法解释要更合理一些，这也可以解释为什么足跟疼痛的具体部位不同，在对侧大陵出现的压痛点也随之不同。

针刺时宜让病人取站立位（坐位或卧位取效不佳），先在对侧大陵穴处找准最显著的压痛点处，用力按揉，同时令患者试着跺几下脚，再行走几步（一边行走，一边按揉），一般情况下足跟疼痛即可减轻或缓解，此时可用随咳跺脚针刺法进针，同时让患者活动患足。如果按压时疼痛没有减轻，说明对应点没有找准，宜再仔细揣穴。我用此法治疗跟骨刺等足跟疼痛 10 余例，皆能当时取效。但针后疼痛还要反复，宜坚持针刺 5 ~ 10 次。肾虚症状明显者，还应配合内服补肾中药，如中成药骨仙等，但一般需服用 10 盒左右方可。

足跟痛治肾源于《灵枢》，肾主骨。此外，《灵枢·经脉第十》载：肾经"别入跟中"。《灵枢·经筋第十三》载：足少阴之筋"并足太阴之筋邪走内踝之下，结于踵……其病足下转筋，及所过而结者皆痛及转筋"。有的医家重用白术治疗足跟痛，是不是也与足太阴之筋也邪（斜）走内踝之下有关系呢？大家都可以去思考。

值得注意的还有后面的一句话："治在燔针劫刺，以知为数，以痛为输。在内者熨引饮药。"前面的 17 个字在本篇中说了 12 遍，十二经筋都是一样的，对于足跟痛等经筋病，用火针刺其疼痛处是正治之法，可惜我对火针用之甚少，无经验可谈。与其他经筋病的治疗不同的是，足少阴经筋病多了一句"在内者熨引饮药"。这就提示我们对于肾虚的病，除针刺外，宜配合补肾药物治疗。"用针之类，在于调气"，但肾精不足之证，则非所长，宜按《内经》所说"精不足者，补之以味"，针治其标，药治其本，自无不愈之理。

大陵（PC 7）是手厥阴心包经的输穴，在腕横纹中央，掌长肌腱与桡侧腕屈肌腱之间，参见图 32。

三、生物全息律与一针疗法

这本书我本想一气呵成，但写到这一节时，我思索了整整半个月却没有写一个字。今天是 2006 年 4 月 6 日，农历三月初九，昨天的清明节，让我想起了已经故去的一位学者——生物全息律的发现者山东大学张颖清教授。

科学的发展不是一帆风顺的，特别是对一些新的学科和发现，在学术界出现不同的看法是很自然的。2005 年我在美国夏威夷国际学术会议上，遇见了一位国内著名的经络研究专家，我知道他的研究早在一二十年前就曾经遭到过不少"学术大腕们"的反对，没想到已经年过八旬的他身体和精神还是那么健康，他发明的"312 经络保健法"不仅让他自己祛病延年，也让不少人受益。与其交谈，他说："我要活到 100 岁，也要帮助其他人活到 100 岁，我要用事实证明经络是真实的。"面对不公平的待遇，他没有低沉，而是越挫越勇，不仅在学术上得到了越来越多人的支持，自己也成了长寿之人。但令人遗憾的是，由于某几个"学术大腕"武断地否定生物全息律的科学性和真实性，视学术重于自己生命的张颖清教授竟郁愤而终！

周凤梧教授是我国著名的中医药学家，有一次我到周老家，没想到年过八旬的周老真诚地对我说："树中，我向你请教一个针灸方面的问题。"当时真让我无地自容。现在周老也已经作古，但每当想起此事，我都不禁对周老这种严谨的治学态度和礼贤下士、不耻下问的精神所深深感动！俗话说：隔行如隔山。但现在却就偏偏就有个别"学术大腕"因为自己在某一学科是大腕，竟然想当然地认为自己在其他的学科也是大腕，俨然以学术警察自居，对自己并没有深入研究的领域指手画脚，妄下断语，岂不可笑！孔圣人言："知之为知之，不知为不知，是知也。"毛泽东主席说："没有调查就没有发言权。"邓小平说："实践是检验真理的唯一标准。"所以对生物全息律没有认真实践过的人，尤其是有一定学术地位的人，请不要再断然地认为"全息律"就是伪科学。因为您的不负责任的话，也可能会引发"多米诺骨牌效应"。也正是这种不该发生的效应，让张颖清教授郁愤而终。

全息律是不是在所有的生物身上都存在？我不知道。但我可以肯定地说，全息律在人身上是绝对存在的，这是一点疑问也没有的。我临证 20 多年来，治疗许多疾病，主要就是靠经络和全息的结合，你若仔细看一下我的这本小书，也会发现这一点，至于对不对，你亲自试验一下就知道了，何须再没完没了地争论呢？

规律只能被发现，不能被创造。牛顿从落下的苹果这一司空见惯的现

185

象中发现了万有引力。那么下面的一些常见的现象，你是否也注意和思考过呢？

比如水果，山东盛产水果，如烟台的苹果、莱阳的梨、肥城的桃等。为什么苹果的形状是圆圆的，并且两头还有小小的圆凹，莱阳梨的形状却是头部大尾部小，桃的形状与梨正好相反，是尖头大尾呢？你再仔细观察一下，为什么树枝的中间结苹果最多，树枝的根部和梢处结苹果较少呢？为什么莱阳梨多是结在树枝的梢部，而桃则正好相反，树梢很少结桃，多是结在树枝的根部呢？

再比如，我小的时候就看见有的家里挂着一副对联：虎行雪地梅花五，鹤立霜田竹叶三。为什么老虎的爪印子是五个而仙鹤的爪印子却是三个呢？小时候家里孵小鸡，我就知道一个常识：圆圆的鸡蛋多孵化出母鸡，而长长的鸡蛋则多孵化出公鸡。这又是为什么？

再比如人，人为什么有五个手指头和五个脚趾头？你再仔细观察一下，为什么许多人的第五个小脚趾甲是两瓣的呢？人为什么有两个眼睛，两个耳朵，一个鼻子两个鼻孔眼，一个舌头可伸可缩呢？长六只眼睛四只耳朵不是更好吗？你再仔细观察一下，为什么许多人眼睛往往不一样大，两只耳朵也不一样高呢？

再比如中医，为什么看舌头和诊脉就可以诊断五脏六腑的病呢？为什么《内经》强调面部望诊和尺肤诊法呢？为什么手针、足针、眼针、面针、耳针、舌针、头针等许多微针系统都可以治疗全身的病症呢？

以上现象，都可以用生物全息律来解释。那么，什么是全息呢？

全息最早源于全息摄影。一般的照片，比如两个人的合影，从当中撕开，其中的一半只有一个人，而不是两个人。而全息摄影就不同了，一张全息照片，不论你将照片碎成几块，其中的任何一块还是整体的影像，也就是说，部分包含着整体的信息。

张颖清发现，生物体相对独立的部分，都包含有整体的信息，他在全息摄影的启发下，将这一规律命名为生物全息律，并将相对独立的部分称为全息元或全息胚。

知道了什么是全息律，我们就可以很轻松地解释以上现象了。比如：人的四肢和头部，加起来是五个，所以就有五个手指头和五个脚趾头，其中大拇指和大脚趾肯定是对应头部，所以在临床上中风的病人，只要大拇

186

指能活动，说明脑部的病情较轻，偏瘫的预后就好；反之，如果大拇指一点也不能动，则偏瘫难以恢复。至于小脚趾甲是两瓣的，是因为最小的那一瓣就对应于人退化的尾巴。小脚趾对应的就是腰骶部，这也是此处的至阴穴可以矫正胎位的原因之一。我在腰痛的一针疗法中提到的腰1至腰5穴的运用，也是受全息律的启发。至于其他的现象，大家都可以去思索，这儿就不一一解释了。

由于受陈少宗研究员的影响，我在大学期间听说了生物全息律。我和陈少宗是大学同班同宿舍的同学，他在上学期间就执着于生物全息的研究，大学毕业后分配到山东大学全息生物学研究室，后又到山东省针灸研究所工作，创立了《全息生物医学杂志》，在全息医学的理论和实验研究方面成绩卓著。而我只是在临床中较多地应用了生物全息律，并取得了较好的疗效。同时，我也发现，早在《内经》《难经》等中医典籍中，就已经客观地记载了全息律，只是还不系统，更没有提出"全息"一词。

欲深入了解和研究生物全息律者，可详参张颖清的《生物体结构三定律》《生物全息诊疗法》和《全息生物学研究》等书籍。

1. 第二掌骨侧的临床应用

张颖清于1973年发现，第二掌骨侧是人体的一个缩影，可分为头、肺、肝、胃、腰、足（详见图53），当身体的某一部位有病时，就可以在第二掌骨侧的对应位置出现压痛。

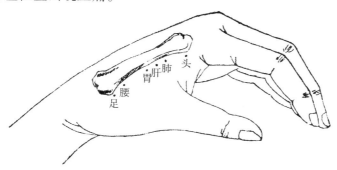

图53　第二掌骨侧全息穴位图

实际上，第二掌骨侧还可以分得更详细一些，比如，头和肺之间是咽喉，腰和足之间是膝等。我从1983年就试着将第二掌骨侧速诊法进行临床验证，特别是有些病人找我看病时，不说症状，有意要试一下我的诊脉技术。说实在话，那时候我根本不会诊脉，又碍于面子不好直说，是第二掌骨侧诊法给我解了不少围，化解了不少尴尬。比如我会在装模作样地诊脉以后（实际上当时能分出个浮、沉、迟、数就不错了，但也养成了20多年来我对每个病人都仔细诊脉的习惯，如果没有原来的训练，我也不会有今天诊脉的一些体会），再按压一下病人的第二掌骨侧，假如在第二掌骨侧的胃穴有压痛，我就问病人是不是胃不好，此时病人会连连点头，还以为我是摸脉摸出来的呢。

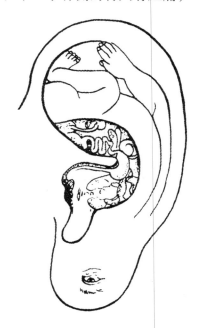

第二掌骨侧只可以定位诊断，不能定性诊断。比如，胃穴有压痛，只说明胃有病（也有可能是与胃相平行部位的其他病症，如第十至第十二胸椎附近的胸背疼痛等），但无法分清是胃痉挛、胃炎、胃癌还是胃溃疡。根据我的实测，第二掌骨侧诊法的准确率在90%以上。

治疗疾病时，可以在第二掌骨侧的相应部位进行针刺，如胃病可针胃穴，腰痛可针腰穴等。我刚毕业那几年时常用此法，感觉针感比较强，对许多病症有一定的疗效。之后，我试着将经络和全息结合起来应用于临床，如腰1～腰5穴的用法等，效果比单用第二掌骨侧要好得多。

2.耳穴的临床应用

耳穴的分布就像一个倒立的胚胎，有关耳针的论文和专著很多，对于耳穴的定位，已经制定了国家标准。从全息的角度看，耳朵是一个发育程度较高的全息胚，五脏六腑及肢节官窍都有相应的全息定位。每一个耳穴实际上都是一个区，并且其大小不一，如人的胃比胆大，所以耳穴的胃区也就比胆区大。此外，就是一个胃区，还可以再分为贲门、胃体、幽门等。从这一点上看，耳穴的数目是不定的。

我的临床体会是：应用耳穴取效的关键是找准全息对应点，只要找准了这个点，耳穴压王不留行籽也好，耳针也好，有些病症只取一穴就会有较好的疗效。找压痛点最简单的办法是用火柴棒在相应的耳穴均匀地用力按压，通常情况下压痛点也只有火柴头大小（身体病痛的范围越大，耳穴压痛的范围也越大）。如腰痛可在腰骶部找压痛点，肩周炎可在肩部找压痛点等。也可用耳穴探测仪进行探测。

　　我在临床上最常用的方法是耳穴贴压王不留行籽，常规情况下是作为配合针灸的辅助疗法，贴压的穴位通常也不是1个，而是3～5穴，一般左右耳朵交替按压，3～5天换贴1次。但对于落枕、疼痛部位比较局限的肩周炎、

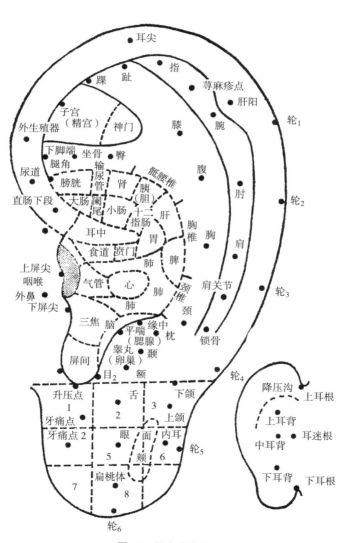

图54　耳穴分布图

肢体扭伤等经络病症，只要找准了对应的压痛点，只需贴压一个耳穴，往往就可以取得立即减轻疼痛的效果，部分病人的症状还可以即刻消失。

耳穴的分布见图54。

3. 脐周穴位的临床应用

我们都知道，肚脐旁开2寸有个穴位叫天枢，为什么叫天枢呢？《素问·六微旨大论篇》说："天枢以上，天气主之；天枢以下，地气主之；气交之分，人气从之，万物由之。"也就是说，肚脐以上为天，肚脐以下为地，天地之间的肚脐是天地交通的枢纽，所以肚脐两旁的穴位就叫"天枢"。此外，脐下是肾间动气，即原气的所在，从太极—命门—原气—气化的角度看，肚脐居中立极，正是人体太极之所在，是人体气机升降出入的枢纽，可以调整人体的气机。我看病时，通常都要摸一下病人的肚脐，许多学生不解其意，常问有什么作用。我的回答是诊断五脏之病，这一回答往往让一些学生一头雾水。有的学生还会接着问："《伤寒论》有腹诊，您却只按肚脐，我们从来没有看过古书中有这样的记载，也没见其他人用过，是不是您自己独到的经验啊？"我说："不是我自己的发明创造，是《难经》中早已明确记载了的东西。人的五脏，按太极八卦之理在肚脐周围排列，都有非常明确的定位，所以五脏有疾时都会在肚脐周围的相应部位出现压痛点等反应，据此就可以诊断病在何脏了。"下面我们就看看《难经·十六难》中的这段记载：

假令得肝脉，其外证善洁，面青，善怒；其内证脐左有动气，按之牢若痛；其病四肢满，闭淋，溲便难，转筋。有是者肝也，无是者非也。

假令得心脉，其外证……；其内证脐上有动气，按之牢若痛；其病……。有是者心也，无是者非也。

假令得脾脉，其外证……；其内证当脐有动气，按之牢若痛；其病……。有是者脾也，无是者非也。

假令得肺脉，其外证……；其内证脐右有动气，按之牢若痛；其病……。有是者肺也，无是者非也。

假令得肾脉，其外证……；其内证脐下有动气，按之牢若痛；其病……。有是者肾也，无是者非也。

也就是说，肚脐的中间及上下左右的位置分别对应于脾、心、肾、肝、肺，哪个部位出现动气（动脉搏动）和明显的压痛，再结合脉象、外证、病候，就可以确定是哪个脏的病了。目前一般认为，脉证并治始于张仲景《伤寒论》，现在看来，至少五脏病的脉证并治早在《难经》就有了，并且还分了通过医者观察就可以知道的外证和医生切按肚脐才知道的内证。肚脐既然可以反映五脏全身的病候，也就可以治疗五脏全身的病候，感兴趣者可详参拙著《中医脐疗大全》。

用全息的观点看，肚脐就是一个全息胚。我在临床中发现，脐周的压痛点多在离肚脐上下左右约 0.5 寸处。前面提到我于 1992 年在《中医脐疗大全》中在肚脐画的太极八卦图看来还要重新思考，因为太极八卦图上的左正好是病人的右，是相反的，《难经》中的左右似乎是指病人的左右而非医生的左右。多年来我临证所见，许多左侧的病情如头痛、耳鸣、肩痛、胁痛、左下腹痛、坐骨神经痛等，多与肝胆气郁有关，脉象也表现为左关独大，从肝胆论治多能获效，所以肝气行于左是有道理的，显然这个左是指病人的左侧。

但是《难经》只讲了五脏在脐周的对应部位，至于六腑如何在脐周对应，则没有说。我在临床中发现的脐胃穴，似乎也不符合后天八卦的排列次序，所以对于这个脐部的太极八卦图，我还在研究探索之中。

4. 面针穴位的临床应用

前面提到过《内经》的一句话："能合脉色，可以万全。"脉即诊脉，诊脉的方法虽有三部九候、人迎寸口诊法和独取寸口之别，但《内经》特别强调独取寸口。色属望诊，望诊部位包括全身，望诊内容也有神、色、形、态之别，但《内经》特别强调面部的五色。所以《灵枢·五阅五使第三十七》说："脉出于寸口，色见于明堂。"明堂，指鼻部。色见于明堂，是指望诊可以鼻部为中心。那么，为什么要以鼻部为中心呢？

这也正是《灵枢·五色第四十九》的开篇雷公问黄帝的问题。下面让我们看一下：

> 雷公问于黄帝曰：五色独取于明堂乎？小子未知其所谓也。黄帝曰：明堂者，鼻也……明堂骨高以起，平以直，五脏次于中央，六腑挟其两侧，首面上于阙庭，王宫在于下极，五脏安于胸中……

这句话的意思是说五脏六腑以鼻部为中心都有全息缩影定位，至于具体的定位，本篇又说：

> 庭者，首面也；阙上者，咽喉也；阙中者，肺也；下极者，心也；直下者，肝也；肝左者，胆也；下者，脾也；方上者，胃也；中央者，大肠也；挟大肠者，肾也；当肾者，脐也。面王以上者，小肠也；面王以下者，膀胱子处也。颧者，肩也；颧后者，臂也；臂下者，手也；目内眦上者，膺乳也；挟绳而上者，背也；循牙车以下者，股也；中央者，膝也；膝以下者，胫也；当胫以下者，足也；巨分者，股里也；巨屈者，膝膑也。此五脏六腑肢节之部也，各有部分。

现在所说的面针疗法，就是根据以上记载而来的，因为穴位群是以鼻部为中心，所以有的医家又称之为鼻针疗法。早在 20 世纪 60 年代，就有马崇仁报道用鼻针疗法治疗 26 种病症共 120 例，有效率高达 98.3%；70 年代，又有医家用面针疗法针刺麻醉行腹部手术等报道。之后关于面（鼻）针的文章偶有所见，但是由于对《灵枢》的原文的理解不同，对面针穴位的定位也很不统一，绘制的面针图也是各式各样。下图是较常见的面（鼻）针穴位图，但我认为，对于其中有些穴位的定位是否准确还值得研究。

192

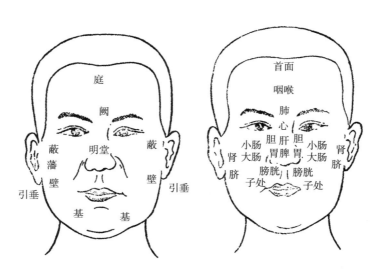

图 55　面部名称和全息图

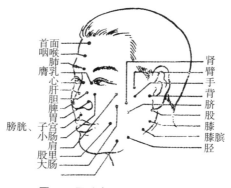

首面喉肺乳
咽心肝胆
膺脾胃肩
肾臂手背脐
股膝
膝膑
胫
膀胱、子宫
小肠
股里
大肠

图56　面（鼻）针穴位分布图

在讲了脏腑肢节的对应部位后，《灵枢》接着说："有部分，用阴和阳，用阳和阴，当明部分，万举万当，能别左右，是谓大道。"可见《灵枢》对脏腑肢节在面部的全息缩影还是非常肯定的，认为这是"大道"，可以"万举万当"。

2004年，在江苏南通市举办全国中医外治法学习班，我应邀前往讲课，并借此机会去全国著名中医学家朱良春先生家中拜访，朱老以《中国百年百名中医临床家丛书——朱良春》相赠，奉读之余，获益良多（朱老的另外两部专著《虫类药的应用》《朱良春用药经验》都是他的临床经验的结晶，很值得一读），其中就提到了"人中诊法"。朱老根据多年的临床体会，认为正常人的人中长度基本与中指同身寸长度相等，凡是长度不等的，无论男女，"膀胱、子处"均有病变，且长度差别越大，症状就越明显，男则有阳事、生育方面的病症，女则见经带胎产等异常。其中，若中指同身寸长度大于人中者较为多见，包罗的病症亦较为广泛；而人中长度大于中指同身寸者较为少见，且常为子宫下垂；若人中沟深者常为子宫后位，浅者多为前倾，宽阔者多为子宫肌瘤。朱老的学生林纬芬曾检测了300例男女人中的长度，结果表明：中指同身寸与人中长度差距超过正常范围（相差大于0.3cm）者有98例，除1例男病员外，均有生殖系统病症。

朱老的这一独到经验，就是根据《灵枢·五色第四十九》中的一句话"面王以下者，膀胱子处也"而悟出来的。面王以下，就是人中沟；子处不仅指子宫，而是包括男女生殖系统在内。所以通过观察人中沟，就可以"万举万当"地诊断膀胱和生殖系统的病症了。

从理论上讲，当脏腑肢节有病时，就可以应用一针疗法针刺其对应部

193

位，如心病可取心区，肺病可取肺区，肩周炎可取肩区等。我在临床上还没有对所有的面针穴位进行临床验证，应用比较多的只有针刺阙上（印堂穴上方约一寸左右的凹陷中，相当于咽喉区）治疗咽喉疼痛，印堂透鼻根（相当于肺区透心区）治疗失眠、心悸、抑郁症等与心神有关的病症，有一定效果。例如2006年4月8日周六上午诊治一位12岁男孩，咽喉疼痛4天，左侧为甚。检查：咽红，左侧扁桃体Ⅰ度肿大。先为之在左侧少商、商阳点刺出血，咽喉疼痛消失不到半分钟后复又疼痛；继又在其阙上咽喉区寻找压痛点，先用拇指按压数秒，咽喉疼痛立即减轻，用1寸毫针向下斜刺之，行针数秒时，疼痛已消失；过一二分钟，言吞咽时仍稍觉疼痛，再为行针，疼痛立止，乃加刺左列缺穴，二穴通电针30分钟，咽喉疼痛完全消失。一进修大夫见一针下去，立时起效，询为何穴，答曰："阙者眉间也，此穴在两眉之间的上方，故曰阙上。见于《灵枢·五色第四十九》：'阙上者，咽喉也。'此穴正是面针咽喉穴所在，可治咽喉诸疾。"

此外，前面在膈肌痉挛的一针疗法中曾提到可以按压攒竹穴及其稍下方，为什么按压攒竹穴及其稍下方可以治疗膈肌痉挛呢？从经络理论上难以解释，我认为很可能就是与全息对应有关，因为"目内眦上者，膺乳也"，此处对应的就是胸膈部，所以有效。

5. 尺肤穴位的临床应用

在张仲景的《伤寒论·序》中，有这样一句话："观今之医，不念思求经旨，以演其所知，各承家技，终始顺旧，省疾问病，务在口给，相对斯须，便处汤药；按寸不及尺……所谓窥管而已。"这儿的"按寸不及尺"，说的就是医生只会诊脉不知诊尺。尺就是尺肤，是指上臂内侧从腕关节到肘关节之间的皮肤。通过观察尺肤的情况，就可以察知全身的状况，《灵枢·论疾诊尺第七十四》就是专门讲这一问题的，此篇开篇便说：

> 黄帝问于岐伯曰：余欲无视色持脉，独调其尺，以言其病，从外知内，为之奈何？岐伯曰：审其尺之缓急、小大、滑涩，肉之坚脆，而病形定矣。

为什么通过尺肤就可以察知五脏六腑的病症呢？就是因为五脏六腑在尺肤都有明确的全息缩影定位。这一点在《素问·脉要精微论篇》中记载得非常清楚：

尺内两旁，则季胁也，尺外以候肾，尺里以候腹。中附上，左外以候肝，内以候膈；右外以候胃，内以候脾。上附上，右外以候肺，内以候胸中；左外以候心，内以候膻中。前以候前，后以候后。上竟上者，胸喉中事也；下竟下者，少腹腰股膝胫足中事也。

这一段话的大体意思是：可将腕关节至肘关节内侧的皮肤分为上、中、下三段。下段是靠近肘关节的一段，尺侧（尺侧即小指一侧）两旁候季胁，桡侧（桡侧即大拇指一侧）候肾，中间部分候腹部。尺肤部的中段，左右上臂候的脏腑是不同的，左臂尺肤部的中段：桡侧候肝，尺侧候膈；右臂尺肤部的中段：桡侧候胃，尺侧候脾。尺肤部的上段，左右上臂也不同，右臂尺肤部的上段：桡侧候肺，尺侧候胸中；左臂尺肤部的上段：桡侧候心，尺侧候膻中。尺肤部的前面，即臂内侧，候身前，即胸腹部；尺肤部的后面，即臂外侧，候身后，即背部。从尺肤部的上段到手掌鱼际处，候胸至喉的疾病；从尺肤部的下段到肘横纹处，主少腹、腰、股、膝、胫、足等处的疾病。

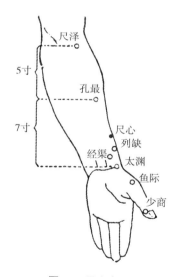

图 57 尺心穴

在胃脘痛的一针疗法中，我们提及尺胃穴治疗胃病，实际上尺胃穴正好是"中附上……右外以候胃"。明白了这个道理，我们也就可以悟出其他一些病的一针疗法了。如治疗心脏病可以针左侧太渊穴上 3 寸左右压痛点，我称之为"尺心"（见图 57），即"上附上……左外以候心"等等。再回想一下前面我们提到的手三里治疗急性腰扭伤的问题，腰 1 ~ 腰 5 穴的应用问题，也都与"前以候前，后以候后"有关。

6. 五脏开窍理论全息观

中医理论认为，人体是一个以五脏为中心的有机统一整体，六腑、五体（皮、脉、肉、筋、骨）和五官九窍都与五脏相联系和对应。如五脏的开窍理论认为，肺开窍于鼻，心开窍于舌，肝开窍于目，肾开窍于耳，脾开窍于口。所以临床上耳病多从肾治，眼病多从肝治，鼻病多从肺治，皆有临床实用价值。

如 1989 年我曾治疗一例剧烈耳痛的病人，走了不少弯路，最后从肾论治而愈。1989 年 6 月，我妻子回家乡山东临朐待产，我送其回去时，本村一女性患者求诊，27 岁，患左耳疼痛 1 周余。自觉左耳廓及耳窍内阵发性疼痛，每次不过数秒，每日发作 10 余次，发作时疼痛甚剧。其夫是我小学同学，我知其夫患有无精子症，他们已结婚多年未孕。因思胆经入耳中，肝气又行于左，又见其来诊时闷闷不乐，便思其病当为肝胆郁火，乃处以小柴胡汤加减与服。1 个月后我再返家乡时，患者又来诊，病情明显加重，言服用小柴胡汤 6 剂后，疼痛稍减。因农村迷信，请巫婆曰当向东南方向求医，便信之更医服药，病情不减反重。又分别去乡镇卫生院、县人民医院、某市中心医院就诊，诊断为三叉神经痛，住院治疗 1 周余，在耳后注射药物（具体药物不详）后，发作次数减为每日 2 ~ 3 次，但每次发作时间却延长至半小时左右方止。来诊时告诉我：听说去年邻村曾有一女性患者因相似的耳痛最后不治而亡，甚为恐惧。我思忖再三，在家乡期间数日内每天为其针灸、拔罐、刮痧、刺络放血、运用耳穴综合疗法等，诸法遍施，竟毫无寸效。便带其一起回到了济南，先请本院几位老师诊治，都说未见过此病，行针灸治疗，也无法止痛，便又领其去某省级医院神经科就诊，诊为舌咽神经痛，予卡马西平等口服，并说若疼痛不止，可逐渐加大用量，但一日最多不要超过 12 片。半月后我又回家乡，方知病人已服用至最大量，但疼痛仍不减反而继续加重，不到 1 分钟即发作 1 次，每次发作持续约 1 分钟，昼夜不止，并且只要一进饮食或行吞咽动作，疼痛必然发作。患者披头散发，痛不欲生。看病人如此痛苦，自己身为医生却无计可施，只好先告辞，临走前说："我回家再好好考虑一下，明天一早我再过来。"回到家中，我对此病还是百思不得其解，一夜辗转难眠，只好如大海捞针般遍翻几本新买的医书。当我看到《诸病源候论》论耳痛的病因病机时说是肾虚风邪入于耳时，我想此病若真是风邪入耳，当针肾经的络穴大钟。翌日起床后，我连早饭也顾不上吃，就急奔患者家而去，见患者坐于床上，发作如前，询之因疼痛一夜未眠，见面的第一句话就说："求求您了，快给我点毒药让我死了算了，我实在是受不了了。"话没说完，疼痛又作。我让病人仰卧于床上，为之针左侧大钟穴，针后按《灵枢》针刺治神之法，"必一其神，令志在针"，双目微闭，提丹田之气力贯指中，"手若握虎，如待贵人"，先用泻法导邪外出，继以补法补其肾气，前后不停施术约半小时。等施术完毕，才觉全身极度疲乏劳累，睁开双眼询问病人情况时，病人喜告：自针后到现在半个小时竟一次未痛。又继续留针约半小时，疼痛一直未作。因为我次日就要返回济南，见针已起效，便处以补肾祛风中药汤剂 6 剂与服。随访至今已 17 年，病人自针后一直未痛。又继续服药 6 剂，疼痛一直未再复发。如此重症，竟可以一针一次而愈，针道妙哉！工独有之！

以后又看到了针灸名医贺普仁先生的《针灸治痛》一书，言耳痛可刺肾经的涌泉穴，我对贺老的学识更加佩服。

现在我们就从全息的角度看一下前面提到的人为什么是两只眼睛、两只耳朵等问题。你观察一下耳的形状，是不是与肾脏的形状相仿？因为人有两个肾脏，所以就有两只耳朵，因为两个肾脏的位置不一样高，所以有些人两只耳朵也往往不一样大。肝有左右两叶，所以人有两只眼睛，因为肝的两叶一大一小，所以有的人的眼睛也不一样大。肺有两叶，但皆相连通于一个气管，所以人有一个鼻子两个鼻孔眼。人有一个心脏，所以就有一个舌头，当舌头自然缩于口中时，其形状也似心脏，心脏动跳不止，舌头也活动自如……最早用全息解释五脏开窍理论的是山东中医学院针灸系首届针灸专业本科学生 1985 级的张恩和（后任山东陵县卫生局副局长兼城关医院院长，陵县现为德州陵城区），他大学期间就在《山东中医学院学报》上发表了相关的学术论文，很有新意，有兴趣者不妨一观。

五官与五脏的全息属性在《内经》中早已有客观的认识。如《灵枢·五阅五使第三十七》说："五官者，五脏之阅也。"也就是说，通过观察五官就可以知道五脏的情况。对于其对应关系，本篇接着说："鼻者，肺之官也；目者，肝之官也；口唇者，脾之官也；舌者，心之官也；耳者，肾之官也。"

那么，为什么通过五官可以察知五脏的情况呢？即五官和五脏之间为何有全息对应的属性呢？《灵枢·邪气脏腑病形第四》对此进行了解释："十二经脉，三百六十五络，其血气皆上于面而走空窍，其精阳气上走于目而为睛，其别气走于耳而为听，其宗气上出于鼻而为臭，其浊气出于胃，走唇舌而为味。"全息是部分与整体的信息全等，那么为什么会信息全等呢？就是因为有经络的联通。

我认为经络现象和全息现象都是在人体上客观存在的，并且两者相互联系作用于人体。研究中医的全息问题，离开经络怕是不行，同样可以说"不明十二经络，开口动手便错"。同时，经络的研究也应和全息结合起来，1990年我曾经写过一篇论文《经络现象全息观》，发表于《齐鲁中医药情报》。20多年来，我在临床上应用针灸体会最深的一点就是如果把经络理论和全息理论有机结合起来，就会"正行无问""万举万当"。

附：张士杰教授的信

树中教授：

即使我也热衷世界杯，但还是在两周之内读了两遍你的大作《一针疗法》。

书中精辟诠释、独到见地和临证验案，确乎堪称诠用。

如对迄今为止仍属形而上谓之道的"经络"运行之比喻，既令人耳目一新，又使志同道合之士振奋。

如若根据你所引证的"经脉十二者，伏行分肉之间，深不可见……诸脉之浮者而常见者，皆络脉也"，把比喻所用之"经络"改为"经脉"就更加妥帖了！

"门"就是穴位，四关本义，荥输治外经，合治内府，对大杼穴的考据莫不令人信服。尤其对"五脏之气，已绝于内，而用针者，反实其外，是谓重竭，重竭必死，其死也静，治之者，辄反其气，取腋与膺。五脏之气，已绝于外，而用针者，反实其内，是谓逆厥，逆厥则必死，其死也躁，治之者，反取四末"之诠释，为同道们拨开了自《灵枢·小针解》以来之迷雾。对俞募、阴有阳疾、合治内府、病在阴之阴者刺阴之荥输等，亦均有别开生面之解释。

记得我在《中国针灸》发表过一篇《气穴浅识》的文章，其中提到气穴乃神气所游行之门户，三部九候之病脉出，正邪共会之所，是游针之居。并根据《素问·骨空论》"坐而膝痛治其机……侠髋为机"及"坐而膝痛如物隐者，治其关……腘上为关"，对《灵枢·小针解》"粗守形者，守四肢"提出了疑义。盖十二原出于四关之关非但手不过腕，足不过踝，而且还包括位于腹部的膏之原鸠尾和肓之原脖胦。如将"粗守关者，守四肢而不知血气正邪之往来也"诠释为徒守形身四肢门户之关，即气穴之门户，而不知关中血气正邪之往来，亦不知空中之机，似乎更妥。但读了你对"四关"的释义后，我茅塞顿开。

《甲乙》治手指挛不可屈伸刺腕骨，除与"足太阳之脉……是主筋所生病"、手足太阳同气有关外，是否与《灵枢·终始》"手屈而不伸者，其病在筋；伸而不屈者，其病在骨。在骨守骨，在筋守筋"也有关？

荀子谓"学莫便乎近其人"，"学之经莫速乎好其人"。

此二则你都做到了，你那么多迄今仍尊敬而怀念的老师可证。唯独我不该当其数。

"同门为朋，同志为友。"子曰："独学而无友，则孤陋而寡闻。"我们是同志，也是忘年之朋友。

"君子知夫不全不粹之不足以为美也，故诵数以贯之，思索以通之，为其人以处之，除其害者以持养之"，这一点你也做到了。不但博览了群书，而且义正词严地挞伐了为害中医之徒。

"唯仁者能好人，能恶人。"对有剽窃行为者，应该指出。不仅如此，你"但到今天，我仍在考虑这张图是不是完全正确"，也既说明了你的严谨，对剽窃者也极具讽刺。

此外，关于蒲老之记述有误，始用"白虎"者是石家庄的郭可明先生。翌年北京流行乙脑，才由蒲老根据运气学说更了方。详情记不清了，韩兆诚大夫说他帮助查找。

"多闻阙疑，慎言其余。"你我"至"交，定能谅解！企盼你一鼓作气，率领你的弟子们，写出一部引用更多经典理论的"针灸大成"。

时安！

张士杰
2006 年 7 月 4 日

后　记

　　这本小书有个副标题——《灵枢诠用》。原来想叫《灵枢导读》，我的本意是将多年来给针灸专业研究生讲授《灵枢》的一些心得和临床应用体会梳理一下，希望对研究生和本科生们学习和研究《灵枢》有所帮助。但反复推敲，终觉不妥。当今中医界，对《灵枢》研究有素者大有人在，此书出版面世，尤其是在众多中医前辈面前，我等岂敢大言"导读"二字？

　　"诠"字之意有二：一是解释、阐明，二是选择。拙著正是选择了《灵枢》的部分原文进行了解释阐发，如对"四关""契绍""肺主治节""肺朝百脉""缪刺""营气的时间运行规律"等，都提出了自己不同于前人的看法和见解，并在《灵枢》的指导下，应用一针疗法于临床。经征求张士杰老师等人的意见，皆谓"诠用"二字正与拙著内容相合，便在书成后改用之。

　　在撰写过程中，承蒙全国著名针灸专家、中国针灸学会常务理事张士杰教授给予鼓励和指导。书成以后，又承蒙中国针灸学会会长李维衡教授、全国著名中医药学家、山东中医药大学终身教授张灿玾教授亲笔题词，张老还提了一些宝贵的指导性意见。此外，我的学生刘兵、于岩瀑、王栋等人对书稿的修改、校对、绘图等也做了许多工作。借此机会，一并表示真诚的感谢！

　　由于我水平有限，书中难免有错误和不当之处，敬请各位读者批评指正。

高树中

2006 年 5 月 19 日

再版后记

　　2008年10月，澳洲全国中医药针灸学会联合会秘书长刘炽京先生来电，为国内外几位同道索要拙著《一针疗法》，我便让学生去济南出版社购买，始知拙著修订再版印刷2次后，现已销售一空。经与责任编辑胡瑞成主任商议，此次重印又对书中内容进行了40余处修改补充，使之更臻完善。

　　由于时间原因，近年来，我很少看电视，但中央一台最近播出的电视剧《李小龙传奇》还是深深吸引了我。因为我深知，针灸和武术一样，"各承家技，终始顺旧"，秘不外传，以示其珍或教而保留的做法是不可取的，也是短视的。大医精诚，教学相长，相互切磋，共同提高，让针灸为全人类的健康服务才是针灸的可持续发展之道。所以每当读友们反馈用拙著介绍的方法为患者解除了病痛时，我都从内心为之高兴。2008年北京奥运会中国举重队荣获8枚金牌，担任队医的包信通是我的学生，荣获特殊贡献奖。在前不久举行的毕业10周年聚会上，包信通拿出他的金镶玉奖牌让我戴上与之合影留念，其时其景，难以忘怀。

　　2008年11月11日，美国世界传统医学会罗志长会长、美国华裔医生联合会马雪副会长、加州中医师联合总会刘蕴监事长等6位同行，因拙著《一针疗法》不远万里来访。孔子曰："有朋自远方来，不亦乐乎？"我们在一起共叙友情，共商学术，其心之诚，令人感动。

　　此次修订，我的学生韩兴军、狄忠、张明庆、杜冬青、孙玉国、安英、吕琨、姜硕、王志磊、尹翠菊、杨焕新、宋利斌等做了大量工作，在此向他们一并致谢！

高树中

2009年3月19日

图书在版编目（CIP）数据

一针疗法《灵枢》诠用／高树中著．—修订本．—济
南：济南出版社，2007.4（2024.10 重印）
ISBN 978－7－80710－426－1

Ⅰ．一… Ⅱ．高… Ⅲ．针灸疗法 Ⅳ．R245

中国版本图书馆 CIP 数据核字（2007）第 034193 号

出 版 人　谢金岭
责任编辑　张所建
封面设计　张　倩

出版发行　济南出版社
发行热线　0531-68810229　86116641
印　　刷　东营华泰印务有限公司
版　　次　2005年6月第1版
　　　　　2007年4月修订版
印　　次　2024年10月第17次印刷
成品尺寸　170mm×240mm　16开
印　　张　13.5
字　　数　190千
定　　价　39.00元